ネット依存症

樋口 進
Higuchi Susumu

PHP新書

ネット依存症

目次

序章　ネット依存治療専門外来

第1章　「ネット依存」とは何か

第2章 「ネット依存」による心と身体への悪影響

第3章 「ネット依存」は治療できるのか

第4章 家族・身近な人はいかに対処すべきか

あとがきに代えて――スマホが手放せないあなたも危ない

序章

ネット依存治療専門外来

インターネット依存度テストとは

本書を手に取ってくださった皆さんに試していただきたく、最初に5つの設問を用意しました。

ご自身やご家族、お子さんの日常を思い浮かべつつ、イエス、ノーでお答えください。

1. 気がつくと自分で思っていたよりも長い時間、インターネットをしていることがありますか？
2. インターネットをする時間を増やすために、家庭や仕事での役割をおろそかにしてしまうことがありますか？
3. 配偶者や友人と過ごすよりも、インターネットを使うことを選ぶことがありますか？
4. インターネットを通じて、新しい仲間を作ることがありますか？
5. 「インターネットをしている時間が長い」と周りの人から文句を言われたこと

がありますか？

じつはこの設問、アメリカのキンバリー・ヤング博士が開発した「インターネット依存度テスト（Internet Addiction Test, IAT）」から抜き出したものです。このテストは全年齢に対応しており、世界の医療現場で最も高い頻度で使われています。

イエスとノー、それぞれいくつになりましたか。

もし、ひとつでもイエスがあったとしたら、ぜひ、本書を読み進めてください。ネット依存という問題が、決して縁遠い世界の出来事ではないことを感じ取っていただけると思います。

私が院長を務める国立病院機構久里浜医療センターでは、２０１１年７月に日本で初めてとなるネット依存治療専門外来を開設しました。

以来、新規患者数は２０１３年６月末までで、１４７人。当初、週１回だった専門外来を週２回に拡充しましたが、この反応は私やスタッフの想像を超えるものでした。当院は神奈川県横須賀市にありますが、患者さんの中には九州からやってくる方もいます。

本当にたくさんの方が全国各地から交通機関を乗り継ぎ、金銭的、時間的コストをかけて当院を訪れてこられ、新規の相談には対応しきれないほどです。

相談者の多くは、インターネットでネット依存を検索し、当センターのネット依存治療の専門外来を知り、相談に訪れるようです。それだけたくさんの人が、検索窓に「ネット依存」と打ち込んでいること。自分が、または家族がネット依存なのではないかと感じていることに、同じ時代を生きる者として驚きを感じています。

インターネットの光と影

インターネットが一部の人のモノだった1990年代半ばから約20年、私たちとネットとの関わりは大きく変貌しました。今ではお年寄りから小さなお子さんまで、ほぼすべての人が何らかの形でインターネットを利用しています。

実際、毎朝1日の始まりがメールのチェックとニュースサイトの閲覧から……という人も多いのではないでしょうか。

通勤風景も変わりました。自宅を出て学校や会社に向かう間もスマートフォン（以下、スマホ）やモバイル端末を使って、電子書籍を読む人、動画を見る人、ゲームで遊ぶ人、ショッピングサイトで買い物を楽しむ人、さまざまです。

学校の授業や会社の仕事、家事にもパソコンは不可欠で、何か疑問があれば検索サイトを開き、キーワードを打ち込むのはもはや当然の行為となっています。

目的地までどのくらいの時間がかかるのか。電車の乗り換えはどうすればいいのか。道路の渋滞状況はどうか。今晩の献立は何にしようか。週末の食事会にどこかいいお店はないか。

また、このように何かを調べるだけでなく、自ら簡単に情報を発信することができるのもインターネットの魅力です。

古くは個人ホームページがあり、ブログのブームが到来し、現在はツイッターやフェイスブック、LINEなど、各社がさまざまなソーシャル・ネットワーキング・サービス（以下、SNS）を提供。私たちは、広告閲覧と会員情報の提出の対価として無料で多彩な機能を利用することができます。

その日にあった出来事を伝え合い、デジタルカメラや携帯電話（以下、ケータイ）、スマホで撮影した写真をアップし、仲間に見せ、感想をもらうなど、お互いにコミュニケーションを取ることができるのもこうしたサービスの魅力です。

加えて、ネットを介して学生時代のクラスメイトと再会することもあれば、同じ趣味を持つ友人と知り合うことなど、新しい出会いの場としてネットが役立つことも日常的なことになっています。

しかし、どんな便利な道具にも光と影があります。インターネットもいいことばかりではありません。頻繁《ひんぱん》に報道される個人情報の漏洩《ろうえい》といったニュース、従来であれば出会うことのなかった人同士がネットを通じて知り合ったことによって起こるさまざまな事件、商取引を通じた詐欺行為など。例を挙げていけばきりがないほど、インターネットの普及による新たなトラブルが生じています。

そして、そんな新たなトラブルの1つとして、浮上してきたのが本書のテーマである「ネット依存」という問題です。

日本には、ネット依存傾向にある人が271万人

じつはネット依存を精神疾患に含めるかどうかについては、研究者の間でさまざまな

議論が深められている段階です。しかし、アメリカ精神医学会が定める診断基準「DSM」では、2013年5月から使われている改定版（第5版）に「将来、医学的知見が蓄積された段階で追加されるべき診断名」として、「ネット依存（正確にはインターネットゲーム障害）」が盛り込まれています。

また、私どもが日常の診療に使用している世界保健機関（WHO）が定める診断基準「ICD」でも、2015年にリリースされる改訂版（第11版）から正式にネット依存が組み入れられる予定です。

なぜなら、依存に悩む人は日本だけでなく、アメリカ、ヨーロッパ、韓国、中国を中心に世界中で増加傾向にあり、インターネットと私たちの関わりのなかに何か重大な問題が生じていることは明らかだからです。

国を挙げて高速インターネット網の普及を進めてきた韓国では、2000年代からネット依存が社会問題化。2004年に行われた大規模調査では、9歳から39歳までの14・6%がネット依存のリスクを抱えているという調査結果が明らかになりました。

特にオンラインゲームに熱中する若い世代の状況は深刻で、親のクレジットカードを無断で使用し、ゲームの中のキャラクターが身につける装備などに大金をつぎ込むといったケースから、ネットカフェで数日間にわたってネットを使い続けた末、エコノミークラス症候群を起こして死亡するという事案も起きています。

直接の死因となったのはエコノミークラス症候群ですが、遠因が不眠不休でプレイしていたオンラインゲームであることはあきらか。パソコンの前に数十時間座り続けたことが、エコノミークラス症候群を引き起こしたのです（51、52ページに詳述）。

また、2010年には韓国でオンラインゲームに熱中するあまり、生後3カ月の娘を餓死させた夫婦が逮捕されたケースもあります。

ひるがえって日本ではどのような状況なのでしょうか。私たち国立病院機構久里浜医療センターが日本国内でいち早くネット依存治療部門を立ち上げたのも、ネットとの関わりに悩む人の急増を感じ取ったからでした。

きっかけとなったのは、2008年。私たちは、厚生労働省の科学研究の一環として取り組んだ研究で、「日本国内の成人におけるネット依存傾向にある人がどの程度いるのか」を調査しました。調査は無作為に抽出した7500人に、先程のキンバリー・ヤング博士の「インターネット依存度テスト」を受けてもらうかたちで実施。その結果を踏まえ、総人口から推測すると、日本にはネット依存傾向にある人が、男女それぞれ約

2％、その数なんと271万人いる、と推計されたのです。

男性153万人。女性118万人。

しかも、この数字は20歳以上の成人に限ったものです。

現実には、生まれた時からインターネット環境が整っていた若い世代ほど、ネットと深い関わりを持っています。また、調査の後にはゲームにも使える高性能の携帯端末が急速に普及。国民の9割がケータイやパソコンを使っている現状を考えると、未成年者にも多くのユーザーや依存者がいると推定されます。

中高生だけで約52万人と推計

その後も私どもは厚生労働省科学研究の一環として、全国の中学生や高校生およそ10万人に対して、ネット依存に関する実態調査を行いました。2012年秋のことです。

その結果は驚くべきものでした。

まず、平日に学業以外の時間で、中学生の5人に1人、高校生の3人に1人は、1日3時間以上インターネットを使用していると回答。また、5時間以上と回答した中学生は、男女それぞれ約9％、高校生は男子14％、女子15％でした。休日となると、この時間はさらに伸びます。中学生男女の約14％、高校生の男子の21％、女子の22％が、1日5時間以上インターネットを使用していると回答したのです。

インターネット依存の推計には、既出のキンバリー・ヤング博士が作った「診断質問票DQ（＝Diagnostic Questionnaire)」を使いました。DQは8項目からなる質問票で、かなり正確にネット依存を発見できるテストと考えられています（実際の質問項目を知りたい方は、久里浜医療センターのホームページをご覧ください）。

それによると、中高生の男性の6・4％、女性の9・9％、合わせて8・1％がネット依存を強く疑われる状態にあり、その数は約52万人と推計されました。同じ質問票（DQ）を使用したヨーロッパ12カ国の平均15歳の青少年約1万2000人の調査では、男性5・2％、女性3・8％でした。わが国の中高生のネット依存が、ヨーロッパの国々に比べても一層深刻であることが示されたわけです。

さらに、使用した評価尺度が異なるので、直接比較するのはやや乱暴ですが、先の成人のデータと比べると、ネット依存の割合は、中高生女子が成人の約5倍、男子が3倍強となっています。このように、中高生のネット依存の割合が高いのは、私どもが専門外来で診察しているネット依存患者の年齢分布をそのまま反映しています。

今までのところ、患者の50％弱は中高生なのです。

常に誰かとつながっていたい

専門外来を開設し、日々、患者さんとコミュニケーションを取るうち、強く実感したことがあります。それは、ひと口にネット依存といっても、その依存の対象が多岐にわたっているという事実です。

海外では死亡者が出たケースもあるオンラインゲームはもちろんのこと、患者さんの中には「ある特定のブログを見続けることがやめられない」、「ツイッターなどのソーシャル・ネットワーキング・サービス（SNS）を開いていないと落ち着かない」といった声も多く、ネットを介してつながる先はさまざま。なかにはスマホで、ネット上の動画を10時間以上見続けているという相談もありました。

また、ネット依存と聞くと、部屋にこもってゲームに夢中になるイメージが強いかもしれません。しかし、電車の中や職場で絶えず携帯機器を操作している人も予備軍と考えていいでしょう。

常に誰かとつながっていたい。メールをチェックしないと落ち着かないという願望が強くなりすぎることで、ネットとの関わりが度を越してしまう。コミュニケーション依存とでも呼ぶべき状態もまた、ネット依存です。

とはいえ、こうした状態にあっても当の本人は「人より少しネットにつながっている時間が長いだけ」という認識であることも少なくありません。

たしかに、成人した大人が何時間インターネットを使おうと自由です。規制する法律もありません。しかし、必要以上に長い時間、ネットを使うことで、さまざまな不利益が生じてくることになるのも事実です。

親からの相談は年々増加

ネットを長時間やり続けるために食事がおろそかになり、低栄養状態のまま動かないことで10代、20代でも筋力低下や骨粗しょう症が起きるケース。オンラインゲームに没頭するあまり、昼夜が逆転して学業や仕事に支障をきたし、不眠や抑うつ状態に悩まされているケース。

こうした健康状態の悪化だけでなく、家族を含めた人間関係に重大な影響が出てしまうこともあります。

オークションサイトに入れ込むあまり夫婦間の会話がなくなり、離婚の危機を迎えてしまったケース。自分の日常を動画で配信し続けた結果、反対する家族と疎遠になってしまったケース。ネットに没頭し、自室にこもるようになり、そのままひきこもりとなってしまったケース。

ネット依存の研究、治療は始まったばかりで、この病気の全貌はまだまだ見えません。臨床の現場で患者さんとその家族と向き合うようになったこの2年で見えてきたのは、ネット依存によって引き起こされる問題の幅広さと深刻さです。

この2年間で家族などからの電話等による相談は、350件を超えています。なかでも未成年のお子さんのネットとの関わりについて悩む親御さんからの相談は、年々増えています。学校に通えなくなってしまった。成績が急激に落ちてしまった。親子の会話がなくなってしまった。診察室での声に耳を傾けるかぎり、子どもたちがネット依存となった場合、生活に影響が出るまでの期間は大人よりも早いように感じています。

しかも、未成熟な段階でネットに熱中した結果、その後の人生にどのような影響が出るのか。生まれた時からネットが当たり前にあった世代は、まだまだ若く、その答えは誰も知りません。街を歩けば、本当に小さなお子さんがお父さん、お母さんのスマホを手にし、使いこなしている姿を頻繁に見かけます。彼らが10代になった時、どのような状況になっているのでしょうか。

大人にとっても、子どもにとっても、身近で生活に欠かせないものとなっているインターネット。誰もが関わる中で、ふとしたきっかけからネットの世界に没入してしまう人々がいます。

「インターネットのために、学校の成績が下がった」「家族や友だちと過ごすより、インターネットを選んでしまう」「睡眠時間を削ってでもインターネットを続けてしまう」

こうした傾向は、ネットに対する依存度が高いとされる人たちの特徴です。その心の動き。その背景に何があるのか……。

本来であれば、本書で扱う現象は、インターネットあるいはネット依存症、ないしはインターネット嗜癖《しへき》と呼ぶべきです。しかし、より多くの人にこの問題を知っていただくため、パソコンでの接続をイメージさせる「インターネット」でもなく、専門用語の

「嗜癖」でもなく、シンプルな「ネット依存」という呼び名に統一させていただきました。

本書は、インターネットと深く関わらざるをえない現代を生きる私たちにとって、とても身近な依存症といえるネット依存について、その現実と向き合い試行錯誤する医療現場からのレポートです。

第1章

「ネット依存」とは何か

オンラインゲーム依存の典型――高校3年生のT君

ネット依存とはどのような症状を伴う依存症なのか。第1章では、その定義のお話を進めていこうと考えています。しかし、その実態はまだまだ知られていません。そこで、まずは皆さんにネット依存に悩む人々がどのような思いでそこにいるのか。治療の現場から実情をお伝えしていこうと思います。

紹介する実例は、いずれも私が医師として診察した患者さんたちのケースです。ただし、ご本人が特定されないよう、お名前や症状、家庭環境などは適宜、変えています。それでも、ネット依存治療の専門外来でどのような事態が起きているのかをしっかりとイメージできるはずです。

最初は10代のネット依存の現実からお伝えしましょう。

高校3年生のT君がお母さんに連れられて診察室にやってきたのは、うららかな陽気の春の日のことでした。

家の近くにあるメンタルクリニックの医師から「ネット依存ではないか？」と判断され、インターネット依存度テストを受けることを勧められたというT君。関心を示さない本人に代わってお母さんが記入していったところ、依存度が高い90点という数字が出ました。そこで、メンタルクリニックの医師は当院を紹介したのです。

久里浜医療センターのネット依存治療の専門外来にやってくる患者さんの半分以上は、T君のような未成年者です。初診の時の状況はほとんどの場合、ご両親のどちらかが心配を募らせて受診を考え、本人は渋々やってきたという形になります。

初診時のT君は韓国製のオンラインゲームに24時間ログインし、1日15時間以上プレイしている状態でした。生活時間は昼夜が逆転し、学校に通おうとすると頭痛、吐き気を訴え、登校途中で帰宅してしまう。メンタルクリニックでは「無理に学校へ行かせるよりも静養を」と勧められ、実行してみると、余計にゲームをプレイする時間が長くなり、結局、学校へ通えない日々が続いていました。

これはネットに依存してしまった学生の典型的なケースで、依存の対象は異なっていても、長時間ネットを使用することで生活リズムの昼夜が逆転。夜遅くまでネットをしているので、睡眠時間が短くなり、学校に遅刻してしまう。登校しても寝不足で授業に集中できず、成績が落ちていきます。

学習意欲が低下し、学校に遅刻。生活リズムの乱れが一層目立つようになり、場合によっては学校に行けなくなってしまうことも少なくありません。当然、次第に欠席が増え、慢性化するとひきこもりにつながります。

ところが、外来にやってくるご家族にお話を聞くと、未成年者の多くが元々、成績優秀なお子さんたちなのです。中高一貫校を選んでいる家庭も多く、温和だった我が子がネットの使用を控えるよう注意すると、キレてしまう。親への暴言、暴力も振るうようになり、家の物を壊すようにもなります。

それでも本人はなかなかネットの使いすぎを認めませんから、ご家族としてもストレスが溜まります。家庭によってはネットへの接続を断つべく、パソコンやスマホを取り上げようとしますが、また一悶着《ひともんちゃく》起きるわけです。

こうした状況を前にしますと、親御さんは「できる子」「いい子」だった我が子の急激な変化に戸惑い、居ても立ってもいられないという思いで当院へ連絡してくる。それが、初診でお会いする未成年の患者さんに最も多いケースといっていいでしょう。

そして、状況の差異こそあるものの、T君のケースはオンラインゲームによるネット依存の典型例といえるものでした。

家族から孤立、「なんでわかってくれないの？」

実際、T君も中学校時代は成績優秀。お父さんの強い勧めもあって運動部に在籍し、県大会レベルで活躍していました。オンラインゲームは、学校の友人に勧められて、高校1年の春から始めました。当初は遊びの範囲内に留まっており、生活の乱れはありませんでした。ところが、高校2年生になった頃から、部活内の人間関係に苦しみ、ストレス発散からゲームの時間が夜中へと延びて、次第に遅刻が始まります。

その後、部活どころか学校にも通えなくなったT君に対して、お父さんは「気合が足りない」と言い、朝は布団をはがして引きずり起こし、怒鳴りながら手を上げることも。こうしたお父さんの対応に関して、T君本人に当時の気持ちを聞くと、「男は根性、みたいなのは意味がわからない」と思っていたそうです。

一方、お母さんは大きな不安に駆《か》られていました。

「一度、インターネットのLAN回線を切ってしまったら、部屋で大暴れされてしまって。お父さんが叱っても聞かない。本人はゲームを続けている。学校にも行かない。このままどうなっちゃうのだろうと不安で。出席日数が足りなくなれば、留年までのカウントダウンも始まります。いつの間にか、大学受験のことは考えられなくなって、とにかく高校くらいは卒業させないと……と。なんとかしなきゃ、でも、どうしたら？　という思いでいっぱいでした」

もちろん、T君も苦しんでいました。

「自分がネットゲームばっかりやっているせいで、どんどん家の中の空気が重くなっていったのはつらかった。食卓も無言で、居づらいし、なんでわかってくれないの？　とも思っていた。だったら、1人でいる方がいいかなって。部屋から出ずにいると、ますますゲームをやる時間が増えていった」

T君のような未成年の患者さんを長時間、ネットに惹《ひ》きつけているのは多くの場合、オンラインゲームです。ではなぜ、彼らがオンラインゲームに没入していくのか。その理由を知るためにも、まずゲームの仕組みについて簡単に紹介していきましょう。

長時間ゲームをすれば、分身やキャラクターが強くなる仕組み

オンラインゲームは、パソコンやゲーム機をインターネットに接続して、オンライン環境で通信しながら、複数のプレイヤーが同時に遊べる仕組みになっています。人気のジャンルは、MMORPG（マッシブリー・マルチプレイヤー・オンライン・ロール・プレイング・ゲーム）とFPS（ファーストパーソン・シューティングゲーム）。

このうち、MMORPGは多人数同時参加型のオンラインRPGという意味で、オンライン上でつながった複数の仲間とチームを組み、モンスターを倒すなどして、新しい世界を冒険していくゲームです。リアルなCGを使ったものから、かわいいイラストやキャラクターを使ったものまで、各社からさまざまなタイトルが発売されています。

一方、FPSは架空の戦場を舞台に、実在する銃や武器を使用して、敵チームとオンライン上で戦い、勝敗成績やランキングを競い合う戦争のゲームです。韓国では特に人気のあるジャンルで、FPSのプロゲーマー同士がチームを組んで戦う様子を生中継するテレビ番組が、ゴールデンタイムにテレビ放映されるほど。小学生が憧れる職業の上

位にプロゲーマーが挙がるほど浸透しています。

オンラインゲームにはこの他にも、架空のペットやモンスターを育てて競い合うゲームやパズルゲーム、箱庭やコレクションを充実させていくゲームなど、多岐にわたるジャンルがあり、ほとんどのタイトルは無料で遊び始めることができ、年齢制限もありません。


そして、T君が多くの時間を費やしたのは、MMORPGでした。

「一番ハマっていた時の生活は、昼の12時に起きて、そこから夕方の17時までゲーム。2時間くらいご飯を食べたり、休憩して、そこから夜中の4時か5時までゲームをして寝る。平日も、です。ほぼ毎日そんな感じでした」

オンラインゲームの特徴として、長時間ゲームをすればするほど、自分の分身（アバター）や登場するキャラクターが強くなっていき、武器やアイテム（ゲームに使う道具）も充実する傾向があります。当然、強くなったキャラクターと強力なアイテムを持つプレイヤーは、オンライン上の他の参加者よりもゲームを優位に進めることができます。

つまり、ゲーム内の成績が上位のプレイヤーほど長時間プレイしていることになるわけです。

時間だけでなく、お金をかけると強くなれる〝課金システム〟

とはいえ、ゲームに参加するプレイヤー全員が多くの時間を割《さ》けるとは限りません。そこで、ゲームを優位に進めるもうひとつの方法として用意されているのが、課金システムです。

ほとんどのタイトルで、クレジットカードや電子マネーを使ってゲーム内で流通する通貨を購入。その通貨を使うことでキャラクターの成長を早めることができ、ゲーム内で役立つ強力なアイテムや武器などを購入できる仕組みが用意されています。時間と同じく、お金もかければかけるほど、自分の分身が強くなり、魅力的な武器やアイテムを手に入れることができるわけです。

各ゲームメーカーが無料でゲームを提供しても利益を出せるのは、このアイテム課金が大きな収益の柱となっているからです。ただし、利用者が未成年の場合、子どもが親に内緒でクレジットカードを使用する、親のお金を取ってコンビニで現金を電子マネーに換金し、ゲームに使うといった問題も生じています。

そして、各ゲームメーカーは一定の期間ごとに新しい武器やアイテムを追加する、上級者しか入れないような世界や迷宮を用意するなど、定期的にゲーム内容の見直しを行います。飽きないような新要素を追加し、ゲームの魅力を高めることで、プレイヤーにより多くの時間、多くのお金を費やすよう仕向けていくのです。

当然、人気となっているタイトルはこうした定期的なメンテナンスがうまく、多くのプレイヤーを長期間、時には数年にわたって惹きつけます。これは一定期間プレイしてクリアしてしまうと飽きられてしまった、親世代が遊んできた従来の家庭用ゲーム機向けのゲームと大きく異なる点です。


T君も小学生の頃から家庭用ゲーム機で遊んでいたものの、当時は1本のゲームに熱中しても1、2カ月で飽きていたといいます。

「私も主人もファミリーコンピュータを小さい頃からやっていた世代です」というお母さんは、「この子も小さな時からゲームをしていましたけれど、クリアできれば終わりになるので、ネットゲームも同じかな、そのうち飽きるだろうと様子を見ていたのですが……」と変化に困惑していました。

ゲーム仲間から称賛されて得る満足感

もう1点、オンラインゲームの依存性を考えるうえで、とても重要な特徴があります。それは対戦相手や協力する仲間、競い合う相手がオンライン上の人間同士だ、という点です。

たとえば、テレビCMが頻繁に流れ、芸能人が実際のプレイを見せるテレビ番組も作られたある有名なMMORPGがあります。このゲームはオンライン上で集まった各プレイヤーがチームを作り、与えられた冒険（クエスト）をクリアするため、モンスターを狩っていきます。

1人でも遊ぶことはできますが、ゲームの中心となるのはあくまでもチームプレイです。こうした形式の人気オンラインゲームはいくつもあり、プレイヤーには「自分1人が途中でクエストを抜けると、チームが負けたり、他の参加者に迷惑をかけたりすることになるかもしれない」という思いが生じていきます。

T君が深くネットゲームにハマっていたのも、そこにある、人とのつながりが影響していました。

「ネットゲームをやって思ったのは、ゲームの内容自体もおもしろいんだけれど、それ以上に、一緒にプレイしている人とのコミュニケーションが楽しかった。中学時代の友だちと一緒にダンジョン（ゲーム内で冒険の舞台となる危険な領域）へ行けるし、スカイプを使って話しながら遊べて。また、ゲーム上で知り合った顔も知らない人、新しい友だちというか、まったく知らない人とも関わりができて。自分の部屋から出なくても友だちができるというか。終わりがないいんですよね」

このように、スカイプ（オンライン上で映像や音声でのやり取りができる）で話をしながらプレイしている人は、オンライン上で仲間とつながっている感覚がより強くなり、ともに戦うことに責任感を持つようになります。すると、学校があるから、眠いからといって自分だけゲームを止めることが難しくなっていくのです。

こうした責任感は、喜びにも転じます。先述したように、オンラインゲームは費やす時間やお金に比例して、自分の分身が強くなり、強力な武器やアイテムを手に入れることができます。その結果、ゲーム内での成績を示すランキングや称号も上がっていき、他の参加者からは称賛され、教えを請《こ》われることも。いわば、ゲームの世界でヒーローとなることができるのです。

「たしかに、ランキングはすごく気にしていました」というT君。

「部活と一緒で、やるなら上に行きたいじゃないですか。それにランキング上位者のみがもらえるアイテムとかもあって。ある時は最後の追い込みのために2日間で40時間やって、アイテムをもらえるランクに滑り込んだ。がんばってがんばって、その努力が報われるというか。友だちから順位や持っているアイテムを褒《ほ》められたりすると、すごくうれしくなったりする」

強い達成感は現実の生活ではなかなか得ることのできない喜びとして、少年、少女に限らず、多くのプレイヤーにとってオンラインゲームをプレイする魅力となっています。このT君のように、部活などの人間関係に悩んだ子が、オンラインゲームの世界ではリーダーシップを発揮し、ゲーム仲間から称賛され、満足感を得るというケースも少なくありません。

ゲーム以外、現実世界では抜け殻になってしまう

このように、ゲーム自体にハマりやすく、やめにくい仕組みがあるのはもちろんですが、若い世代がネットやオンラインゲームに没頭してしまう背景には、彼らが現実で直面する問題が関係していることもあります。

たとえば仕事や学校でうまくいかなかったり、家族や友人とうまくいかなかったりなどといった、現実世界での悩みやストレスがネットやゲームに走らせていく。結果、生活は大きく変わります。帰宅して自室に入るとすぐにパソコンを立ち上げ、オンラインゲームを始め、食事や入浴を挟んで夜もゲームを続け、プレイヤーの数が増える深夜23時から1時前後に一旦ピークを迎え、2時、3時まで続けてしまう。

仮に明日のことを考えて深夜遅くにゲームを切り上げても、軽い興奮状態にあるのでなかなか寝つけず、空が白み始めた頃、ようやく眠っても睡眠時間は足りません。翌朝は起きることができず登校や出勤に支障をきたし、大きく遅刻してしまう。あるいは、学校や会社に行っても授業や仕事に集中できない。すると、ますます現実世界の人間関

係にトラブルが生じ、ストレスは高まってしまいます。

また、オンラインゲームに没入している人たちに比較的共通するのは、意欲のばらつきです。ゲームをしている時は高い集中力を持って臨みますが、オンライン状態から離れ、現実の生活に戻ると抜け殻のようになってしまう。仕事や勉強はもちろんのこと、日常の食事など、実生活への意欲も乏《とぼ》しくなっていく患者さんを何人も診てきました。

しかし、T君を初め、オンラインゲームやインターネットによって実生活に支障をきたした人たちを依存と呼ぶべきかどうか。じつは、医学的な意味での定義はまだ定まっていません。

ここまで本書では、ネット依存という言葉を使ってきましたが、実際には「ネット依存」に関する医学的な意味での正確な定義はまだ整備されていないのです。研究の歴史は短く、いまだ診断のガイドラインも作られていないのが現状です。

20年前からネット依存が報告されていた

とはいえ、インターネットが広がり始めた1990年の初頭から、使いすぎによるさまざまな問題が起きているという報告はあり、その普及とともに報告数も増え続けてきました。ガイドラインの整備はこれからですが、インターネットと私たちの関わりの間に、ネット依存と呼ぶにふさわしい何らかの問題が生じているのは間違いありません。

この問題にいち早く関心を持ち、1995年からピッツバーグ大学で研究を始めたのが、心理学者のキンバリー・ヤング博士です。

彼女の1998年の著書『インターネット中毒』（小田嶋由美子・訳、毎日新聞社）には、1日10時間以上、インターネット上のチャットルームに入り浸り、パソコンの前でチャットを続け、多額のインターネット接続料を支払い、生活費に困窮する女性（当時はまだ定額制ではなく、従量制でした）、夫が週に50時間近くネットをしたことで離婚に至った夫婦の例などが紹介されています。

こうした実例をいくつも集め、広範囲にわたるアンケートを取った後、ヤングはネットによって生じている依存に似た問題をこのように定義づけました。

「インターネットに過度に没入してしまうあまり、コンピューターや携帯電話が使用できないと何らかの情緒的苛立ちを感じること、また実生活における人間関係を煩《わずら》わしく感じたり、通常の対人関係や日常生活の心身状態に弊害が生じているにもかかわらず、インターネットに精神的に嗜癖してしまう状態」

ここに出てくる「嗜癖」というのは、ある習慣が行きすぎてしまい、その行動をコントロールするのが難しいまでになった状況のことを表す専門的な言葉です。英語のaddictionをカタカナ表記した「アディクション」の方が、一般の方には馴染《なじ》みがあるかもしれません。

いずれにしろ、「やめよう、やめよう」と思いながらもやめることのできない習慣に耽《ふけ》ってしまう嗜癖行動に陥った人は、その行きすぎた言動のために、さまざまな健康問題や社会的問題を引き起こしてしまいます。

具体的には、ギャンブルがやめられないギャンブル嗜癖、カード破産などにつながりやすい買い物嗜癖、性犯罪などの危険も伴うセックス嗜癖などが、嗜癖行動に該当します。

ネットによって実生活に支障が生じるという問題も、専門的には、嗜癖の一種ということになります。そして、依存は嗜癖の一部と考えられていて、習慣の対象が何らかの物質の場合、〇〇依存と呼ばれるわけです。

医療的な依存の診断ガイドライン

たとえば、お酒に嗜癖する人はアルコール依存、タバコがやめられない人はニコチン依存、覚せい剤などの薬物を常習している人は薬物依存となります。一般的には嗜癖よりも依存の方がポピュラーな言葉なので、ギャンブル嗜癖もギャンブル依存、買い物嗜癖も買い物依存と呼ばれています。とはいえ、こうした使い方は厳密には間違った用法ですから、ネット依存も本来はネット嗜癖とするべきかもしれません。

それでも序章の最後で述べたように、依存という言葉のほうが、一般的に伝わりやすいことを考え、また、ネットに嗜癖することの危険性を広く訴えるためにも、本書では「ネット依存」という呼び方を使っていきます。

そこで、現在の医療的な依存の診断ガイドラインがどのようなものか、紹介していきましょう。薬物依存、アルコール依存、ニコチン依存など、WHO（世界保健機関）が作成したICD－10（国際疾病分類第10版）という依存の診断ガイドラインには6つの項目があります。過去1年間に1カ月間以上、もしくは1カ月間未満であれば繰り返して3項目以上が該当した場合に依存症と診断がつきます。

1. 物質を摂取したいという強い欲望あるいは強迫感。
2. 物質使用の開始、終了、あるいは使用量に関して、その物質の摂取行動を統制することが困難。
3. 物質使用を中止もしくは減量したときの生理学的離脱状態。その物質に特徴的な離脱症候群の出現や、離脱症状を軽減するか避ける意図で同じ物質（もしくは近縁の物質）を使用することが証拠となる。
4. はじめはより少量で得られたその精神作用物質の効果を得るために、使用量を増やさなければならないような耐性の証拠。
5. 精神作用物質使用のために、それにかわる楽しみや興味を次第に無視するようになり、その物質を摂取せざるをえない時間や、その効果からの回復に要する時間が延長する。
6. 明らかに有害な結果が起きているにもかかわらず、いぜんとして物質を使用する。たとえば、過度の飲酒による肝臓障害、ある期間物質を大量使用した結果としての抑うつ気分状態、薬物に関連した認知機能の障害などの害、使用者がその害の性質と大きさに実際気づいていることを（予測にしろ）確定するよう努力しなければならない。

1の状態を「渇望《かつぼう》」といい、どんな時でも「飲みたい」「使いたい」という欲求が浮かんでしまいます。

2は、一旦使用し始めたら自分ではコントロールができない状態。お酒を例にすれば、一度飲み始めると時間や量を制御することができず、長時間大量に飲んでしまい、その結果としていろいろな問題が起きてしまう。「コントロール障害」と呼ばれる状態です。

3の離脱症状は、一般的に「禁断症状」と呼ばれる状態。お酒の場合でいえば、アルコールが切れると手が震える、大量の汗をかく、まったく眠れないなどといった身体的な症状が出てきます。

4は、対象の物質に耐性が出てきてしまった状態です。アルコールにしろ、薬物にしろ、昔と同じ量では望んでいる効果が得られなくなり、より多くの量を渇望していく。

かなり危険な状態です。

5は薬物、あるいは飲酒が生活の中心となってしまう。対象がアルコールであれば、生活時間の大部分をお酒を飲むため、お酒を醒ますため、あるいはお酒のために起きたいろいろな問題を処理するのに費やしてしまう。家庭生活や社会生活に支障をきたすような状態です。

最後の6は、自分の抱える問題が薬物やお酒によって引き起こされているとわかっていながら、やめられない。お酒によって健康問題が生じていると自覚していても、飲酒を続けるような状態です。対象となっているものに囚《とら》われ、正常な判断力が奪われていると解釈できます。

この6項目の基準は世界的に広く使われており、診断はこれによってなされます。しかし、依存の重さを評価するためには、本人の健康問題、暴言・暴力、職業や経済的問題などの社会的問題、家族内の問題などについての情報も必要になります。

仮にこのICD－10の診断ガイドラインをネット依存で来院する患者さんにあてはめてみると、多くの部分で重なり合う基準があります。

ネットをやりたい、つながっていたいという強い欲望は皆さんが持っています。そして、1日に10時間以上もネットをやってしまうのですから、行動を統制できていないといえるでしょう。

ただし、3の禁断症状については、これといった症状を確認できていません。ネットができないと落ち着きがなくなる。無理に引き離すとキレてしまうといった事柄は起きていますが、アルコールや薬物が切れたことによる手の震えのような身体的症状はないように思えます。

しかし、4、5については明らかに共通しています。以前は就寝前の2時間、3時間で満足していたものが、朝起きてから寝るまで10時間以上やらなければ満足できないというのは、まさに耐性がついてしまった結果。その先にあるのは、ネットが中心となってしまった生活です。

もちろん、本人たちは自分の抱える問題の原因にネットがあることに気づいています。それでもやめられない状態にあるので、6も満たしているといえるでしょう。こうしてアルコール依存や薬物依存の診断基準にネットをあてはめた結果、見えてくるのは、「そこにネット依存と呼ぶべき何かがある」ということです。

食事中もスマホが手離せない――40代のビジネスパーソンK氏

たとえば、スマホを使いすぎているK氏という40代の男性ビジネスパーソンの患者がいます。初診時、奥様と一緒に来院されたK氏は「妻が強引に受診を希望した」というスタンスでした。

ところが、お話を聞くうち、その生活はスマホを中心に回っていることが見えてきました。先程のガイドラインに照らし合わせていくと、4、5について長期間にわたって合致。奥様にとってはご主人の行動を理解できないという段階に達していました。

K氏は朝、目覚めるとスマホを手に取り、端的にいうと、夜寝るまでずっと目を離しません。会社での仕事中はさすがにチラチラと横目に見る程度で我慢しているようですが、通勤中はもちろん、家族との会話の間も、食事やトイレに行く時も、入浴中もスマホを見ているのです。

本人にとっては仕事もしていて、給料も家に入れている。健康上の問題も生じていない。いい大人が自由にスマホを見て、何が悪いという意識でしょう。しかし、家族にとってはたまりません。奥様が家庭の心配事を相談しても上の空。目も合わせず、指先は落ち着かずに終始、動いている。奥様は「まるでスマホに取り憑《つ》かれているように見えます」と苦しい胸の内を打ち明けてくれました。

10年以上前から公的な対策を採っている韓国

結局、K氏のケースは治療の過程でスマホの使用時間が減っていき、夫婦関係も修復に向かいましたが、なかにはネットへの依存が原因となって家庭がうまくいかなくなり、離婚に至るケースもあります。

それでもアルコールや薬物の依存と異なり、成人のネットへの依存の場合、なかなか周囲が介入しづらいのも実情です。単にネットが好きなだけなのか、やめられないほどの状態なのか。その境界線が曖昧《あいまい》なだけに、一般的な依存症と同じように扱うべきかどうか専門家の間でも議論が続いています。その理由のひとつとなっているのが、診断ガイドラインの整備の遅れです。何をもってネット依存と捉えるのか。国際的な取り決めが整うには、まだ数年の時間が必要になるでしょう。

しかし、その間に新たな技術革新が起き、より魅力的で中毒性の高いコンテンツが提供される可能性は十分に考えられます。現在、治療の現場で働くスタッフは医師も臨床心理士も看護師も依存症の専門的な知識は持っていますが、当然、ＩＴの専門家ではありません。パソコン、ケータイ、スマホ、タブレット端末など、ネットにつながる機器の性能は年々上昇し、提供されるコンテンツも充実していく中で、利用者の年齢の幅は広がっています。

できるだけ早い公的な対策が必要なことは間違いありません。その点で、日本よりも一歩も二歩も先を歩んでいるのが、韓国です。

韓国では、１９９９年に政府主導のインターネット普及政策「サイバーコリア21」が進められ、わずか3年という短期間で日本やアメリカを凌《しの》ぐブロードバンド先進国となりました。その結果、ＩＴ産業を中心に世界的な企業が育つなど、インターネット普及は大きな成果を生み出しました。ところが、２００２年頃から顕著になったのが、ネット環境の発達による負の成果です。

特に大きな注目を集めたのは、２００２年10月8日、光州で86時間オンラインゲームを続けた24歳の男性が死亡した事件でした。彼は「ＰＣ房（バン）」と呼ばれる24時間営業のネットカフェの常連で、86時間の間、タバコの購入とトイレの時以外、パソコンの前から離れることなくプレイを続け、エコノミー症候群による心不全で死亡しました。

彼が没頭していたゲームは「リネージュ」という韓国版のMMORPGです。このジャンルは韓国でも人気で、最盛期には約5000万人の人口のうち、200万人がアカウントを持ち、学校や会社の終わる夕方には10万人の韓国人が同時にログインするほどでした。

当然、この光州の事件以前から長時間プレイによるひきこもりやゲーム内で使用するアイテムの購入費を賄《まかな》うための借金問題など、さまざまな問題が生じており、韓国政府は、日本でいう省庁のひとつである女性家族部にネット依存対策を指示。光州の事件を機に踏み込んだ調査が行われ、ネットの長時間利用による心不全、自殺など10件以上(未成年者の死亡4件を含む)の死亡事案が表面化しました。

韓国の事情とネット依存度を図る尺度、K-スケール

調査結果を重く受け止めた韓国政府は、2005年にNational Youth Protection

Commission（＝国家青少年保護委員会、以下「ＮＹＣ」）を設立。ネット依存に対する対処を開始しました。

大まかな流れは以下の通りです。

１９９９年　ゲーム産業を育成する文化体育観光部「ゲーム産業振興院」を設立
２００１年　ネットアディクション（ネット嗜癖）のカウンセリングセンター開設
２００２年　光州にて86時間連続プレイによる死亡事件が発生（ネット依存による2人目の死亡者だった）
２００４年　女性家族部が実態把握の取り組みを開始
２００５年　相次ぐ死亡事件などが起き、ネット依存が深刻な社会問題となり、National Youth Protection Commission が改変され、National Youth Commission（ＮＹＣ）として、ネット依存対策の政策立案を開始。韓国青少年教育院とＮＹＣと児童精神科を中心に各大学が重複障害への治療指針を発表。ＮＹＣはネット依存の治療方法について、ソウル大学に重複障害の治療を、ハンナン大学に個人精神療法を、ヨンセイ大学とチュ

ンアン大学には集団療法・家族療法の治療モデルの構築を要請
2006年　韓国児童精神科学会が心理士やケースワーカーに向けて、ネット依存の
ワークショップを開催。ネット依存治療の病院が認定される。Youth
Counseling Center（YCC／青少年相談センター）を開設。政府が、PC
房への深夜の未成年者の出入り禁止遵守条項を発令
2007年　国内128カ所のYCCと指定病院が連携し、ネット依存の相談・治療
を開始
2009年　K－スケールを使った政府による初の全国調査を実施。小学4年生を対
象
2010年　2回目の全国調査。小学校4年生に加え、中学1年生も対象に
2011年　3回目の全国調査。小学校4年生、中学1年生に加え、高校1年生も対
象に

同時にインターネット利用者のネット依存度を計る尺度、K－スケールの開発が進められます。当初は9兆ウォンともされるオンラインゲーム市場の主要メーカーが資金を

提供して研究された青少年向けのK－スケールは、2003年に初期型が発表され、その後、2005年からは国の予算でアップデートを重ねています。

現在はネット依存を計る青少年向けのK－スケールだけでなく、対象とする人の年齢、誰が評価するか、使用している機器などにより細分化されたスケールが作成されてきています。たとえば、自分で回答するタイプの青少年用、周囲の人が評価するタイプの青少年用、スマホ依存を測るS－スケールなどです。

当初のK－スケールは、40項目の質問からなっていましたが、その後、20項目版、15項目版などが開発されました。ここでは韓国で最も長く使われている「自分で評価するタイプの青少年用K－スケール」と「自分で評価するタイプの成人用K－スケール」の最新版である15項目版を掲載します。

どちらのスケールも被験者を「集中治療が必要な高リスクユーザー」、「カウンセリングが必要とされる潜在的リスクユーザー」、「自己管理教育を進める一般ユーザー」の3階層にスクリーニング。その結果を踏まえて、本書を読み進めていただけると、さらにネット依存への理解も深まるはずです。

ぜひ、日頃のインターネットの使用度合いを思い出し、年齢にあてはまるK－スケールを試してみてください。

青少年用のK－スケールの評価と採点方法

『インターネット依存自己評価スケール（青少年用）K－スケール』（回答は、1：「まったくあてはまらない」、2：「あてはまらない」、3：「あてはまる」、4：「非常にあてはまる」の4つの中から1つを選ぶ）

1. インターネットの使用で、学校の成績や業務実績が落ちた
2. インターネットをしている間は、よりいきいきしてくる
3. インターネットがないと、どんなことが起きているのか気になって他のことができない
4. 〝やめなくては〟と思いながら、いつもインターネットを続けてしまう
5. インターネットをしているために疲れて授業や業務時間に寝てしまう
6. インターネットをしていて、計画したことがまともにできなかったことがある

7. インターネットをすると気分が良くなり、すぐに興奮する
8. インターネットをしている時、思い通りにならないとイライラしてくる
9. インターネットの使用時間を自ら調節することができる
10. 疲れるくらいインターネットをすることはない
11. インターネットができないとそわそわと落ち着かなくなり、焦ってくる
12. 一度インターネットを始めると、最初に心に決めたよりも長時間インターネットをしてしまう
13. インターネットをしたとしても、計画したことはきちんと行う
14. インターネットができなくても、不安ではない
15. インターネットの使用を減らさなければならないといつも考えている

採点方法

1：「まったくあてはまらない」＝1点
2：「あてはまらない」＝2点
3：「あてはまる」＝3点

4：「非常にあてはまる」＝4点

ただし、項目番号9番、10番、13番、14番は、次のように逆に採点します。

「まったくあてはまらない」＝4点、「あてはまらない」＝3点、「あてはまる」＝2点、「非常にあてはまる」＝1点。

最後に総得点と要因別得点を計算します。

総得点

1〜15番の合計　点

A要因＝1、5、6、10、13番の合計　点

B要因＝3、8、11、14番の合計　点

C要因＝4、9、12、15番の合計　点

『インターネット依存自己評価スケール（青少年用）K－スケール』の依存レベルの判

定と対策。

1. **集中治療が必要な高リスクユーザー**

総得点が以下に該当するか、またはA、B、C、3つの要因別得点のすべてが以下に該当する場合は、高リスクユーザーと判定されます。

・中高生で総得点が44点以上
・中高生で要因別得点のうち、A要因15点以上、B要因13点以上、C要因14点以上
・小学生で総得点が42点以上
・小学生で要因別得点のうち、A要因14点以上、B要因13点以上、C要因13点以上

高リスクユーザーという判定が出た場合、ネット依存傾向が非常に高い状態です。Kースケールでは、専門医療機関などの受診を勧めています。

2. **カウンセリングが必要とされる潜在的リスクユーザー**

総得点が以下に該当するか、またはA、B、C、3つの要因別得点のすべてが以下に

該当する場合は、潜在的リスクユーザーと判定されます。
・中高生で総得点が41点〜43点
・中高生で要因別得点のうち、A要因14点以上、B要因12点以上、C要因12点以上
・小学生で総得点が39点〜41点
・小学生で要因別得点のうち、A要因13点以上、B要因12点以上、C要因12点以上

潜在的リスクユーザーという判定が出た場合、ネット依存に対する注意が必要です。Kｰスケールでは、節度を持ったインターネットの使用とともに、専門家によるカウンセリングを推奨しています。

3. 自己管理教育を勧める一般ユーザー

総得点および要因別得点のすべてが以下に該当する場合、一般ユーザーと判定されます。
・中高生で総得点が40点以下
・中高生で要因別得点のうち、A要因13点以下、B要因11点以下、C要因11点以下

・小学生で総得点が38点以下
・小学生で要因別得点のうち、A要因12点以下、B要因11点以下、C要因11点以下

一般ユーザーと判定された場合、K－スケールでは今後もインターネットを健全に使用できるよう、ネット依存に関する知識、適度な利用法に関する情報を得るよう勧めています。

成人用のK－スケールの評価と採点方法

続いて、成人向けに編集されたK－スケールを紹介します。

『インターネット依存自己評価スケール（成人用）K－スケール』
（回答は、1：「まったくあてはまらない」、2：「あてはまらない」、3：「あてはまる」、4：「非常にあてはまる」の4つの中から1つを選ぶ）

1. インターネットの使用で、以前より健康的でなくなったように思う
2. オフラインよりオンラインでの私を認めてくれる人のほうが多い
3. インターネットがなければ生活が退屈で楽しいことがない
4. インターネットを終了してもまたすぐにしたくなる
5. インターネットの使いすぎで頭が痛い
6. 実生活よりもインターネットで出会った人たちのほうがよく理解できる
7. インターネットができないとそわそわと落ち着かなくなって焦ってくる
8. インターネットの使用時間を減らそうとしてみたが、失敗した
9. インターネットをしていて、計画したことがまともにできなかったことがある
10. インターネットができなくても、不安ではない
11. インターネットの使用を減らさなければならないと、いつも考えている
12. インターネットの使用時間をごまかそうとしたことがある
13. インターネットをしていない時は、インターネットのことは頭に出てこない
14. 周囲のみんなが、私がインターネットをしすぎていると言う

15．インターネットのために、お金をより多く使うようになった

採点方法

1：「まったくあてはまらない」＝1点
2：「あてはまらない」＝2点
3：「あてはまる」＝3点
4：「非常にあてはまる」＝4点

ただし、項目番号10番、13番は、次のように逆に採点します。
「まったくあてはまらない」＝4点、「あてはまらない」＝3点、「あてはまる」＝2点、「非常にあてはまる」＝1点。

最後に総得点と要因別得点を計算します。

総得点
1～15番の合計　点

A要因＝1、5、6、10、13番の合計　点
B要因＝3、8、11、14番の合計　点
C要因＝4、9、12、15番の合計　点

『インターネット依存自己評価スケール（成人用）K－スケール』の依存レベルの判定と対策。

1．集中治療が必要な高リスクユーザー

総得点が以下に該当するか、またはA、B、C、3つの要因別得点のすべてが以下に該当する場合は、高リスクユーザーと判定されます。

・総得点が42点以上
・要因別得点のうち、A要因14点以上、B要因12点以上、C要因13点以上

高リスクユーザーという判定が出た場合、ネット依存傾向が非常に高い状態です。K－スケールでは、専門医療機関などの受診を勧めています。

2．**カウンセリングが必要とされる潜在的リスクユーザー**

総得点が以下に該当するか、またはA、B、C、3つの要因別得点のすべてが以下に該当する場合は、潜在的リスクユーザーと判定されます。

・総得点が39点〜41点

・要因別得点のうち、A要因が13点以上

潜在的リスクユーザーという判定が出た場合、ネット依存に対する注意が必要です。K－スケールでは、節度を持ったインターネットの使用とともに、専門家によるカウンセリングが推奨されています。

3．**自己管理教育を勧める一般ユーザー**

総得点および要因別得点のすべてが以下に該当する場合、一般ユーザーと判定されます。

・総得点が38点以下

・要因別得点のうち、A要因12点以下、B要因11点以下、C要因12点以下一般ユーザーと判定された場合、K－スケールでは今後もインターネットを健全に使用できるよう、ネット依存に関する知識、適度な利用法に関する情報を得るよう勧めています。

収入が高い層ほど依存度が高いという結果も

皆さんの得点と判定はどのような結果になりましたか？

残念ながら、日本ではまだインターネット利用者のネット依存度を測る独自の尺度は作られていません。しかし、お隣の韓国の専門家が改良を重ねたK－スケールは、ほぼ問題なく日本のインターネット利用者にも転用できる精度があると私たちは考えています。

そして、韓国では実際に毎年これらのスケールを使って、韓国情報化振興院と未来創造科学部が大規模な調査を実施。インターネット利用者の中に、どの程度のネット依存者がいるかを調べています。

たとえば、2009年から3年続けて、重点的に行われた青少年への調査では、各学校の担任教師が教室でK－スケールを配布し、実施。並行して家庭へは連絡文が発送され、父母など観察者から見たK－スケールの記入も行われました。

集計後は児童や両親への結果説明があり、問題ありとされた児童の家庭にはYCCのカウンセラーが訪問。両親に児童の治療やカウンセリングへの承諾をもらう仕組みになっています。その際の医療費、入院費は必要に応じて国費で賄う制度もあり、韓国政府のネット依存対策への本気度が伺えます。

また、最新の調査では16都市から抽出された5歳から49歳の男女1万5000人が参加。K－スケールでは7・2％（前年7・7％）の人々が、S－スケールでは11・1％（前年8・4％）の人々がネット依存（高リスクユーザー＋潜在的リスクユーザー）であるという結果が出ました。

なかでも、青少年のスマホ依存率は前年比7ポイント増の18・4％。未来創造科学部は、成長期の青少年がスマホのゲームやチャットに没頭すると、記憶・情報を機器に依存するため、知的成長や人間関係の形成が妨げられるという懸念を報告しています。

根本的な背景には、6歳から19歳の児童・青少年へのスマホやタブレット機器の急速な普及があります。未来創造科学部によると、2012年のこの年代の保有率は65・5

%で、前年比3倍でした。

ちなみに、K－スケールが対象としているのは主にパソコンを使っている人々で、S－スケールはスマホやタブレットなどのモバイル端末を使用している人々。ここで注目したいのは、韓国の専門家が「K－スケール、S－スケールでそれぞれ依存傾向が見られた対象者は重なり合わない」と指摘している点です。

つまり、パソコンを経由してネット依存に陥っている人々と、モバイル端末を経由してネット依存に陥っている人々は異なるユーザーであるということ。特にS－スケールの調査結果では、収入が高い層ほど依存度が高いという興味深いデータも出ています。

対応が大きく遅れている日本

ネット依存という言葉の認知度についての調査も行われており、韓国では87％の人が「ネット依存（インターネット・アディクション）」という言葉を知っていて、79％の人が「深刻な問題であると認識している」という結果が出ています。

このように国全体としてネット依存への危機感を抱いているだけに、韓国政府はより思い切った政策を打ち出すことも可能になりました。その政策とは、青少年のオンラインゲームへの依存を予防するためのシャットダウン制度です。

2011年11月に開始されたこの制度は、青少年をオンラインゲームが盛り上がる深夜帯から追い出すというもの。深夜0時から翌朝6時までの間、オンラインゲームのサーバーにアクセスする際は登録IDが必要な仕組みにする一方、満16歳未満の青少年にはアクセスIDの付与を中止。一定の時間とはいえ、青少年を物理的にオンラインゲームから引き離そうという試みです。

もちろん、子どもが親のIDを使用するのではないかという問題点は指摘されていますが、ネット依存への取り組みのひとつとして注目されています。

一方、日本の現状は韓国に比べて、大きく後《おく》れを取っています。今のところ、ネット依存に関して専門的な治療を行っているとアナウンスしている病院は、私どもの久里浜医療センターを含めてごくわずかです。そして、それはネット依存に悩む人の数が少ないからではなく、対応が遅れているからです。

実際、すでに述べたように、当院には日本中から相談の声が届き、北は北海道、南は鹿児島から来院された方がいます。私たちとしても、できる限りの対応をしたいと願っていますが、北海道や九州から通院するのは費用や時間の面からいって、かなり難しいことです。

患者さんからも「できれば近くでどなたか相談に乗ってくれたり、診てくれたりする医者や施設はないか」と必ず聞かれます。ところが、紹介できる場がない。先日も、とある大学へ講義に行き、ネットの依存の問題について少しだけ話をしました。

すると、200人ほどいた受講生の中から何人かが「同じような問題を抱えているかもしれない」と打ち明けてくれました。なかでも1人の学生は、「今日、この講義があると知って、久しぶりにキャンパスにやってきました。普段はインターネットにハマっていて、昼夜が逆転し、ひきこもっています。大学にはきちんと通いたいけれど、うまくいかない」と。困っている人々がいるにもかかわらず、行政や医療が十分に応えることのできないまま、事態は悪化している。なんとか対応する病院やカウンセリングセンターのような施設を増やしていく方法はないものか。そんなもどかしさを感じています。

インターネットに触れる年齢は、年々下がっている

インターネットの使い方、適度な利用方法といったことへの議論も進まないまま、ネットを取り巻く環境は今も急速に変化しています。

たとえば、つい先日も街中のレストランで食事中、隣の席からこんな話が聞こえてきました。祖母、母、娘という三世代でお茶を楽しみながらの会話の中に、インターネット、ゲーム、アイテムという単語が混じっていたので、ついつい聞くともなしに耳を傾けてしまったのです。

どうやら、お祖母ちゃんがお孫さんに「誕生日には何が欲しいの?」と聞いたところ、女の子はインターネットで遊んでいるゲームの中で使えるアイテムが欲しいと答えたようでした。どんなモノなのかがわからずにきょとんとしてしまったお祖母ちゃんに、お母さんがどういう仕組みなのかを説明しながら、女の子が普段使っているのであろうタブレットを取り出して見せていました。

ショッピングモールなどを歩いていても、ご両親の買い物に飽きたお子さんが携帯ゲーム機だけでなく、スマホやタブレットで遊んでいる様子をよく見かけます。こうしたことの是非を考えるのは本書の役割ではありません。ただし、ひとつだけはっきりとしていることは、初めてインターネットに触れる年齢が年々下がっているということです。そして、キーボードやマウスの操作が必要ないスマホやタブレットの登場は、ますますお子さんたちのインターネットへのアクセスを容易なものにしていきます。

また、佐賀県武雄市が市内の全小中学校の児童生徒計4241人全員にタブレット端末を配布する方針を発表するなど、最近のニュースをいくつか確認するだけでも学校の授業のあり方も変わってきています。教科書の電子化という話もあり、子どもたちは本当に小さな時からさまざまなデバイスに触れ、インターネットを利用するようになっています。

こうした状況でも日本の先を進んでいる韓国では、与党セヌリ党が学校内のスマホ使用を制限する「初・中等教育法一部改正法律案」を発議しています。

セヌリ党の権恩嬉（クォン・ウンヒ）議員は、「最近、学校内でスマホを使い、ゲームをしたり、SNSを利用して特定の学生をのけ者にするなど、正常な教育活動に支障が生じている」と、発議に至った背景について説明。物理的に利用を制限することで問題の解決に踏み出そうとしています。

日本でも総務省の調べによれば、青少年のネットの利用率は、13歳から19歳で約96%、6歳から12歳の小学生でも約62%に上ります。こうしたネットネイティブな今の子どもたちが5年後、10年後、どのような成長を遂げていくのか。ネット依存に陥ってしまう子どもがどの程度、現れるのか。大多数の子どもたちはうまくバランスを取りながら、ネットとの付き合い方を身に付けていくはずです。しかし、一部にはバランスを崩してしまう子どもも出ることでしょう。

だからといって、その一部の悪影響を恐れ、大多数の使い方を制限するという考え方は行きすぎのように思います。しかし、現状のままでは何らかの弊害が出ることは間違いありません。いかに予防策を立てていくかは、今後の大きな課題となっていくはずです。

スマホ、SNSでネット依存が加速——高校1年生のC君

現状でも韓国が独自の基準でS－スケールを導入したように、ネット依存のパターンのひとつにスマホやタブレットが加わっています。当初はパソコンからインターネットに入り、長時間利用していったため、ネット依存と聞くと、部屋にひきこもっているというイメージが広がりました。

たしかに、現在も当院へやってくる患者さんの大半は部屋にこもる傾向があります。しかし、スマホ、タブレットを使い、いつでもどこでも長時間インターネットを利用できる今、また違った症状も出てくることでしょう。

数は少ないですが、すでにスマホを経路にしてネット依存になってしまったというケースもあります。ある高校生は学校の友人の紹介でSNSに入り、共感を伝える「いいね！」やコメントの交換、メッセージのやり取りを始めました。当初は家のパソコンで行っていましたが、親に頼んで自分用のスマホを持つようになってから、一気にのめり込んでいったのです。

相談にやってきたお母さんによると、際限のないやり取りが続いているといいます。

「短いメッセージのやり取りが延々と続いているようで、長い時は1日5時間、ずっとグループ内でやり取りをしていました。しかも、そのグループがクラスメイト以外にも広がり、新しい内輪の集まりが次々と発足。置いていかれるのが怖いのか、全部に参加するものだから、ますますメッセージが増えていくんです」

そこで、お母さんはスマホの利用を制限しようと厳しく指導を始めました。

「それでも、勉強のために検索をしたい。急用があるからなどと言って、とにかくスマホを離さない。取り上げると、大暴れです。なんとか寝る時は預かりますと言って充電器をリビングに置いても、私が寝た後に自室に持っていき、ベッドの中で使っている。そのうち、寝不足で起きられなくなり、学校に行くのがつらいので体調が悪いと嘘をつく。嘘をつく子ではなかったので驚きましたし、SNSを利用して2カ月ほどで本人の態度、言動が段階的におかしくなっていった。その速度の速さに恐ろしさを感じました」

後日、お母さんに連れられてやってきたC君は、「少しやりすぎだったかもしれないけれど、みんなも深夜まで起きてやっているし、依存なんかじゃないと思う」と言い、暴れたことについては「強引にスマホを取り上げようとする態度に納得がいかなかった」と説明しました。

C君の家庭は母子家庭で、お母さんは非常に教育熱心でした。しかし、お子さんが中学生、高校生ともなると体力面ではかなわない場面が出てきます。これは他のネット依存のケースにもあてはまることですが、半ば強引にパソコンやスマホなどの利用を断ち切るという場合に、男親の不在は少なからぬ影響を与えます。端的にいってしまえば、力づくで子どもを抑えることが難しいため、強制的にネット環境から引き離すことができないわけです。

きっかけは、生活リズムの変化

C君は中学時代、水泳部に所属し、県大会に出場するなど熱心に活動していました。ところが、高校入学後は帰宅部に。理由を聞くと、進学校ということもあり、水泳部の雰囲気は同好会的なもので「物足りなかった」と言います。その余った時間を費やすのに、新たにクラスメイトとなった同級生とのネットを介したやり取りが入ってきたと考えられます。

暮らしの中で生活のリズムが変わった時、自分が大切にしていた物事から離れた時など、それまでさほど重要ではなかったオンラインの世界が非常におもしろいものとして立ち現れます。たとえば、フェイスブックで「いいね！」を押してもらう、ツイッターでリツイートされる。そういった周囲からの反応が、教室や職場で得られる承認とは異なる承認欲求を満たしてくれる。人がネットにハマっていく際、そんな傾向があるように思います。

C君の場合、進学したばかりの高校で新たなクラスメイトと出会い、普段、教室で話せないような本音をネットで送り合っていたようです。その本音が、どこまで本当の言葉だったのかはわかりませんが、少なくともC君にとって、部活に変わる新しい刺激だったことはたしかです。

また、オンラインゲームによるネット依存の患者さんに話を聞くと、ゲームを始めたきっかけは友人の勧めだったというケースがほとんどです。学校の複数の友人と一緒にプレイし始め、そのうち、自分だけが飛び抜けて長時間遊ぶようになっていき、仲間の間では一番強くなる。すると、ゲーム内での強さが評価されて、今度はオンラインゲームを通じて多くの人と知り合うようになっていくのです。

では、C君にしろ、オンラインゲームによるネット依存状態になってしまった人たちにしろ、どこからがネット依存ということになるのか。新鮮な刺激を楽しみ、オンラインの中のコミュニケーションに費やす時間が長くなり、それが一定以上の期間続いたからといって、それが正常を逸脱した依存であるといえるのかどうか。

この線引きについて、日本の医学界にはまだ明確なガイドラインがありません。あくまでもスクリーニングテストの結果と、本人を取り巻く生活環境に悪影響が生じているという事象から、ネット依存ではないかという判断を下しているのが実情です。

「他にすることがないから」動画やブログを見続ける人

また、私たちのところへやってくるネット依存に苦しむ人々の中には、SNSやオンラインゲームのように自分が主体となって楽しむかたちの他に、「他にすることがないから」という理由で、1日に十数時間もの間、動画サイトを見続けている人、さまざまなブログを眺め続けている人もいます。

オンラインゲームやSNSでは自ら情報を発信し、他者とコミュニケーションを交わすことができます。そこに身の回りの生活では得ることのできないつながりを見出し、没入していく。こうした流れは一般の方にも想像しやすいものかと思います。

ところが、1日に十数時間もの間、動画サイトを見続ける、ブログを眺め続けるという行いは、どうでしょうか。ネットを介して他者の用意したコンテンツにつながるという意味ではコミュニケーションであるものの、オンラインゲームやSNSのような能動的なつながりではありません。

彼らが何に惹かれているのか。1日十数時間を数カ月、時には数年にわたって続けられるのはどうしてなのか。45～46ページで紹介した依存症のガイドラインに照らし合わせてみても、何が渇望の対象となっているのかがわかりにくい。それでも動画やブログの見すぎで健康問題や社会問題が起きているのであれば、それはネット依存と呼ぶべきだと考えています。

日本を含めた先進国で、人と人との直接的な関係が希薄になっているのは間違いない傾向です。職場で隣に座る同僚に声をかけるのではなく、メールで連絡を入れるというようなエピソードはさまざまな業種の人から聞くことができます。こうした変化が、ネット依存というものの背景の一因になっているはずです。

とはいえ、患者さんたちが抱える個々のバックグラウンドは本当にさまざま。年齢も職業も、依存している先も異なります。そして、そういった一人ひとりへの治療はまだまだ始まったばかり。どういった方法が効果的なのか。他の依存症の治療と照らし合わせながら、患者さんとの対話を通じて、よりよい道を探っているのが実情です。韓国のK－スケールのような独自のスクリーニングテストを作るためにも、現場で治療を行いながら経過観察と研究を進めていくしかありません。

次章では、ネット依存によってどのような健康問題や社会問題が起きているのか。

個々のケースを例に詳しく見ていきます。また、ネット依存の一因となっているとされる重複障害についても紹介していきたいと思います。

第2章

「ネット依存」による心と身体への悪影響

ネット依存の子どもは、発育が悪くなりがち

ネット依存の診断ガイドラインが定まっていないなかで、私たちはどういう人たちを治療が必要な〝患者〟として捉えていくのか。他の依存症と同じく、自制しようとしてもやめられずコントロールできない状態をネット依存の目安と考えています。

そのポイントは大別して、2点あります。こうした点に明確な問題を抱えている場合、それはネットに対する依存症であると判断し、治療の対象と捉えています。

- 明確な身体や心の健康問題が生じている
- 明確な家族的社会的問題が生じている

もちろん、病院にやってくるという時点で、まず間違いなく何らかの問題が生じているのはたしかです。

大人でも子どもでも精神科を訪れるのは勇気の要るもので、電話での相談件数が10件

あったとして、実際に来院される患者さんはその半分にも満たないでしょう。言い換えれば、来院される時点で、ご本人、ご家族ともに重大な困ったことを抱えていらっしゃるのは間違いないといえます。

ネット依存による身体の健康問題として一般的なのは、長時間、画面を見ていたことによる視力の低下、頭痛、めまい、吐き気、肩凝《こ》り、腱鞘炎《けんしょうえん》といった訴えです。しかし、より深刻なのは、10代の患者さんの栄養障害や筋力低下、骨粗しょう症でしょう。

ネットを長時間やり続ける過程で食事がおろそかになり、低栄養状態になってしまう。患者さんたちに話を聞くと、手を離すのがもったいないから食事は簡単なもので済ませてしまうことがほとんど。カップヌードルや宅配のピザ、それも1日に1食程度で、パソコンの前に座りながらです。こうした食生活を続けていると、栄養に偏りが生じて、年齢に関係なく低栄養状態になってしまいます。

また、ひきこもりがちで運動もしないため、筋力や運動能力が著《いちじる》しく低下してしまう。もちろん持久力も下がります。オンラインゲームを始める前には部活動に熱心で、バスケット部、野球部、水泳部、陸上部などに所属し、それなりの成果を残してきた子どもも体力測定をしてみると、平均値以下。筋力、瞬発力、柔軟性、握力、持久力すべてが5段階評価で1か2です。

何もせず家に閉じ込もっているうち、急速に衰えてしまうわけです。ネット依存の子たちは同年齢の子たちに比べ、身長、体重、筋肉などの発育が悪い傾向にあります。

加えて、10代には縁遠いと思われがちな骨粗しょう症になってしまっている子どももいます。また、発症はしていなくても、成長期にきちんと栄養を摂り、カルシウムを蓄えておかないと、将来的に骨粗しょう症となる可能性が高くなります。

私たちは足首にある踵骨《しょうこつ》の硬さで、骨粗しょう症のリスクをチェックしていますが、この骨は歩くと硬くなり、歩かないと軟らかくなっていきます。ネット依存の患者さんは総じて、踵骨が軟らかい。発育段階にある年代であるほど、その後の影響が懸念されます。

加えて、第1章で紹介した韓国のネットカフェでの死亡事例のように、ずっと水分や食事を摂らずにひたすらネットを続けるうち、エコノミークラス症候群を発症する可能性もあります。いわゆる血液ドロドロという状態で、血管がいつ詰まってもおかしくない。長時間のネット使用による、寝ない、食べない、動かないの「3つのない」は青少年の発育を妨げ、生命を脅《おびや》かす可能性を秘めているのです。

診察後に入院するケースもある

ネット依存による健康面の問題点をまとめるとこのようになります。

・目が悪くなる
・運動不足による体力の低下
・頭痛
・肩凝り
・寝不足からくるだるさ
・吐き気
・倦怠感
・栄養障害
・骨粗しょう症
・血液ドロドロ

また、あまり多くはないですが、健康面の問題から診察後に入院を指示するケースもあります。最近の例では、大学1年生の男性が本人の希望もあって入院による治療を受けていました。

彼はオンラインゲームのMMORPGに依存してしまい、大学には行かず、一人暮らしの部屋に閉じこもって昼夜関係なくプレイし続け、栄養失調で寝込んでしまった。異変に気づいた親が駆けつけ、緊急搬送された病院からこちらへ転院してきたわけですが、診察時の血液検査で栄養障害が明らかだったため、静養と生活の改善を目的に入院させることにしました。

入院の第一の目的は健康状態の回復ですが、副次的な効果として、オンラインゲームに触れる場面を生活の中から取り除くことができます。

ひきこもってもオンライン上では人間関係が続いている

続いて、心の健康問題は第1章でも述べた通りですが、親や友人とうまく付き合えない、学校や職場に行かなくなるなど、社会との関わり方について自分でコントロールできなくなる状態やネット環境が手元にないとパニック状態になるなど、いわゆる依存症の禁断症状に似た症状などを指します。

オンラインゲームによるネット依存の場合、多くのケースで精神的な面での変調が生じます。オンラインゲームをプレイしている間は集中力を発揮し、懸命に努力をするものの、実生活においては明らかに意欲を失ってしまう。ある患者さんの言葉を借りれば、「オンラインゲームの世界から離れると、抜け殻のような、生気のない感じになってしまう」のです。これは他の依存症でいうところの離脱症状に似たもので、治療の対象と考えていい状態です。

また、患者さんの親御さんは「本人がキレやすくなった」とも言います。オンラインゲームのやりすぎを咎《とが》めると、怒鳴り返してくる、物を投げるなど、それまでの本人の性格からは考えられない興奮した反応を見せるわけです。こうした精神状態を禁断症状のひとつと考えている学者もいます。

加えて、ネット依存からひきこもってしまう状態も精神的な問題と捉えていますが、いわゆる「ひきこもり問題」とは異なる見方も成り立ちます。というのも、特にオンラインゲームをプレイしている患者さんたちは、結果的に自分の部屋などにひきこもった状態になっていますが、人間関係や人とのコミュニケーションについては途切れずに続けているともいえます。

スカイプで会話を交わしながらプレイし、オンライン上とはいえ、新たな人と出会い、人間関係の輪を広げていく。患者さんたちに話を聞くと、やはりネットの中で培《つちか》った人間関係を大切に思い、交友が広いことを誇りに思っています。もちろん、それは実生活での人とのコミュニケーションとは異なるものですが、人とのつながりを断つために部屋の中にひきこもるケースとは大きく異なる傾向があるように思えます。

また、心の健康問題として顕著なのは、昼夜逆転を含む睡眠の障害です。これはほぼすべての患者さんにあてはまります。朝なかなか起きられない、昼間の居眠り、眠ろうとしてもなかなか寝付けない入眠障害。いずれも長時間のネット利用による自律神経の不調が影響しているものです。

これが昼夜逆転の生活リズムにつながり、ネット依存によるさまざまなデメリットを引き起こす遠因となっていきます。

ネット依存による心の健康問題をまとめると次のようになります。

・感情をコントロールできなくなる
・ネットをしていない時の意欲低下が著しい
・ネットで引き起こされる問題を過小評価する
・自己中心的な考えに傾く
・話がかみ合わない
・思考能力が低下する
・攻撃的になる
・睡眠時間が短い
・睡眠時間帯がずれる
・睡眠不足でいつも居眠りをしている
・無感情、無感動になる
・いつもイライラしている

現実との関わりが面倒に感じたら要注意

健康問題と並び、もう1つのネット依存の判断基準となるのが、「家族間や対社会において明確な問題が生じている」かどうかです。

家族との問題は、子どもと親、親と子ども、夫婦間など、さまざまな形態があります。いずれも一方がネットに依存してしまい、もう一方はどう対処していいのかがわからず、戸惑い、心配から諍《いさか》いが生じてしまいます。

たとえば、子どもがネットばかりしていると家族は心配になります。しかし、本人にやめるように言うと、ひどく怒り、時には暴言や暴力に発展することもあるのは、第1章で述べてきた通りです。本人の中にもネットをやめたいのにやめられないといった葛《かっ》藤《とう》があり、家族には戸惑いが広がり、家庭環境は悪化していきます。

また、夫婦間でどちらかがネット依存となった場合も同様です。大人同士だからこそ、最初は遠慮もあるでしょうが、コミュニケーションは減り、すれ違ううちに、事態は深刻化。スマホへの依存を理由に別居や離婚にまで至ってしまうケースもあります。

つまり、診察を通して、家族だけでは解決できないような状況に陥っていると判断した場合、それは家族間に社会的な問題が生じていると捉え、ネット依存の治療の対象になると考えています。具体的には、家庭内での暴言、暴力、著しい成績の低下や不登校、ひきこもり、浮気、離婚などです。

一方、社会的な問題とは、「現実の社会とネット社会での常識のずれが起きる」「現実の社会との関わりが面倒になる」といった状況です。

たとえば、長時間のネット利用によって仕事の能率が低下するだけでなく、遅刻や無断欠勤が増えてしまう。退社後、すぐにネットがしたいため、会社での付き合いは断って帰宅。その結果、職場で浮いてしまう。社内で仕事中もオンラインゲームの経過が気になり、スマホを取り出してプレイしてしまう。本人の中では、「このくらいなら大丈夫」と思っている事柄が社会の常識から外れ始めたら、危険水域です。

実際にオンラインゲームが原因で無断欠勤を繰り返し、解雇に至ったケースもあります。当然、仕事を失えば収入は絶たれ、いかにゲームの世界での評価を高めたとしても、経済的な問題が浮上します。

ネットに限らず、あらゆる依存の恐ろしいところは、そのまま続けることで人生がめちゃくちゃになってしまうことすら、本人が想像できなくなってしまう点です。

うつ病、ADHDとネット依存の関係性

もう1つ、ネット依存を深刻化させる要因として、合併精神障害の存在についても紹介しておきます。合併精神障害とは、ネット依存と他の精神疾患との重複障害のこと。たとえば、広汎性発達障害やうつ病、ADHD（注意欠陥・多動性障害）といった精神疾患がネット依存の背景にあるケースです。

韓国の研究者は、ネット依存者の75％が合併精神疾患を有していると指摘。なかでもうつ病やADHDなどの気分障害の割合が特に高いというデータを示しています。また、台湾、ベルギー、アメリカなど、諸外国での研究からもネット依存は他の精神疾患との重複障害が多く認められるという報告があります。

こうしたことから、私たちもネット依存で外来を訪れた患者さんに対して、他の精神疾患がないかをチェックする体制を整えています。

そこで、明らかになったケースのひとつが広汎性発達障害です。軽度の場合は、本人

も周囲も認識のないまま大人になることも多く、社会に出たところで他者とのコミュニケーションがうまく取れないという事態に直面することも。過去に来院した患者さんの中にも、広汎性発達障害の疑いのあるネット依存の女性、Dさんがいました。

彼女は大学入学後、人間関係作りに失敗したと感じ、スマホで遊ぶことのできるネットゲームにハマっていきます。ジャンルはMMORPGなどではなく、1人で遊ぶタイプの育成シミュレーションゲームやフラッシュゲーム。朝、大学のキャンパスまで行ってから授業を受けずに延々とプレイし続けている状態になってしまいます。

なぜ、家ではなく大学のキャンパスでプレイしているのかと聞くと、「母が専業主婦で家にいるので、学校へ行かないと気まずくて」と言い、自身の状況についてこんな話をしてくれました。

「私、人とつるむのが苦手なんです。それでも中高時代は文芸部に入っていて何人か友だちっぽい付き合いはありましたけれど、大学に入ってからはまったく。思い返すと、子どもの頃から集団の中にいるのが苦痛でした。特にネットゲームにハマるようになってからは、現実の人間関係がわずらわしくて、面倒くさいんですよね。高校時代の友だちに街でばったり会っても話題が見つからないし、なるべく顔を合わせないよう気を遣っています」

大学の授業にも出ていないので単位を落とし、3年生で留年。これが原因となり、母親との関係も悪化してしまいます。

「このままだと就職もできない。でも、ネットばかりやっていたせいで、就職面接試験の時にアピールできるものもない。自分に自信がないから、就職専門の予備校に行ってみたいって。そんなことを母親に相談したら、ネットのことも予備校のことも頭ごなしに否定されてしまって、その後の1年は本当に何もする気が起きず、ネットゲームに没頭していました」

さらに1年留年したことで、将来に向けて強い危機感を持った彼女は、検索サイトでネット依存という言葉を知り、当院の公式サイトへ。そこでネット依存スクリーニングテストを試し、自分にあてはまるのではと思い、来院。初診時の面談と検査で軽度の広汎性発達障害が明らかになり、2度目の診察時には母親が同席しました。

「話したくもなかったけれど、『病院へついてきていただきたいのですけど』と言ったら、父親は無関心でしたが、母は来てくれました。少しは誤解が解けたのかなとは思うのですが……」

その後、母親はネット依存の家族会（詳しくは後述）に参加。彼女は他人とのコミュニケーションの取り方の回復を図りながら、就職活動の準備を進めています。

幼くしてネットにハマると、必要な内容が習得しづらくなる

軽度の広汎性発達障害を持っている人だけでなく、コミュニケーション障害、不安障害などの人は、直接、人と会った時にコミュニケーションがうまく取れないことで傷つき、落ち込んでしまうケースがよくあります。その点、オンラインはもう少し気楽に顔を合わすことなくやり取りできます。特にメールや掲示板でのコミュニケーションは、日常の会話のようなレスポンスやリズムが求められないので、適応しやすいという側面があります。

また、「集中できない（不注意）」「じっとしていられない（多動・多弁）」「考えるよりも先に動く（衝動的な行動）」といった症状が出るADHD（注意欠陥・多動性障害）の人は、特定の物事に集中しやすい、強いこだわりを持つといった特性があります。

集中する先、こだわりを持つ先がネット上の何かとなった場合、これはネット依存に

向かいやすい要件といえます。

韓国の研究でもADHDとネット依存の間にある親和性の高さは指摘されており、熱中して読みふけっていても終わりのある書籍などとは違い、ネット上のコンテンツにはゴールがありません。その分、興味や集中をコントロールできなくなってしまう可能性が高くなります。

韓国最大の新聞「中央日報」はADHDとネット依存の相関についてこのように伝えている。少し長くなりますが、引用します。

『ソウルで夫と共稼ぎをしているAさんは、このところコンピューターゲームにはまっている5歳の次男について深い悩みを抱えている。コンピューターやタブレットPCをできなくすると止められないほど駄々をこね、吐くまで泣きやまないためだ。

次男がコンピューターに接するようになったのは2年前ぐらいだ。当時Aさん夫妻は保育園生活にうまく適応できない長男（6）の面倒をみるために、2番目の子を親戚の家にいつも預けていた。そこで小学生のいとこらとコンピューターやタブレットPCを一緒にして遊びながらゲームにハマることになったのだ。その後静かに放っておけばインターネットゲームを5～6時間ずつするのが常だった。

Aさんは「子どもをなだめてみたが別に効果はなかった」と話した。幼稚園生活もうまくできず、先月、インターネット中毒専門相談機関で検査を受けた結果、注意欠陥・多動性障害（ADHD）の診断が出された』（「中央日報」2012年3月6日付）

ネット依存についてさまざまな調査が行われている韓国では、幼児・児童のネット依存率は、共稼ぎ夫婦の多い中産層の家庭で高くなるというデータがあります。幼児・児童のネット依存が11・3％と最も高い世帯の所得は月平均300万～400万ウォン（約25～33万円）。子どもたちにパソコンやスマホ、タブレットなどを与え、静かに遊んでいる間に家事をこなす共稼ぎ夫婦の姿が見えてきます。

しかし、同記事は幼い頃にネット依存状態になることが、子どもの発達に悪影響を与えることを警告。

『専門家らは、幼児・児童のインターネット中毒をしっかり管理しなければ、青少年・成人まで続きかねないと警告する。（中略）

韓国情報化振興院のオム・ナレ責任研究員は、「まだ幼い年齢でPCやスマホにハマることになれば、発達段階に習得しなければならない他の内容を習得しにくくなる。対人関係にも困難が生じかねない」と指摘した。

実際インターネット中毒判定を受けた青少年の知能指数（IQ）は、そうでない学生より低いという研究結果もある。インターネット中毒が認知能力を司る前頭葉に悪影響を及ぼすためとの説明だ』（「中央日報」2012年3月6日付）

脳の働きとの関連性などはまだまだ研究段階のもので、しっかりとしたエビデンスはありませんが、合併精神障害の問題を考えるうえで興味深い指摘であることは間違いありません。

社会不安障害を抱えるケース

ネット依存との合併精神障害の事例として、社会不安障害を抱えるケースもあります。社会不安障害は思春期前から成人早期にかけて発症することが多い病気で、他人に悪い評価を受けることや人目を浴びる行動への不安により、強い苦痛を感じます。次第に顔のほてり、動悸《どうき》、息切れ、声の震えといった身体的症状も現れ、次第に人との接触を避けるようになり、日常生活に支障をきたしてしまいます。

長く社会不安障害の治療を進めてきた20代後半のEさんは、あるアイドルグループのファンになったことからネット依存に発展。そのアイドルグループの活動をウォッチする無数のブログや、ファンが集う掲示板を1日に10時間以上、読み続けるという状態に陥り、久里浜医療センターに来院されました。

「一番ひどい時は朝、起きたらすぐに掲示板を開いて見始めて、仕事中はなんとか我慢するんですけど、お昼休みになったらすぐに見て、夕方、家に帰ったらすぐに見て、あとは寝るまでずっと。本当にお風呂に入っている時以外はずっとでした。昔、深夜まで営業している書店で本を立ち読みしていたら終電を逃してしまったこともあるくらいで、一度、集中しちゃうと目が離せなくなっちゃうんです」

もっぱらログ（見ている）専門だというEさんは、決して自分から掲示板に書き込むことはしないといいます。

「掲示板にグループの悪口を書く人がいると、嫌な気持ちになるし、ハラハラするじゃないですか。でも、自分は書き込まないと決めているから、誰かが反論してくれないかな？　話題が変わらないかな？　って。それで5分おきに更新し続けて、何時間も過ぎてしまうんです。どうして自分の意見を書き込まないのか……。私は22歳から3年間ひきこもっていた時期があって、友だちとも疎遠になって、うまく言いたいことが言えないんです。それに私みたいな人の意見、誰も聞きたくないと思うから。そう思うのも病気の症状のひとつみたいですけれど……。ブログを書くなんてとんでもないです」

眺めているだけなら、〝安全に〟みんなとつながれる

対人恐怖といっていい心情から1人で過ごすことを選びながらも、やはり人間というのは、人との関係を求めていきます。その時、最も自分を安全な場所に置くことができ、なおかつ人との関わり合いを感じられるのが、Eさんの場合は掲示板だったのでしょう。

しかし、閲覧はしても発言しない。なぜなら、発言をしてしまうと今度はやり取りをしなければならないからです。それはしんどい。だから、ただ眺めている。その選択を

よしとしてくれるネットは居心地のいい場所であり、ぼんやりとしたものでも、つながっている感覚はEさんにとって大きな救いになっています。とはいえ、治療ということを考えれば、ネットの使用時間を減らすだけでなく、対人関係の問題も改善していく必要があります。

一方で、20代後半にもなってアイドルグループにハマっている自分が恥ずかしいというEさん。自分は大抵の人に嫌われているという思考も強く、ネット上で発言しないのもそうした考えからでした。そして、病院では多くのことを話してくれるものの、日常生活では普通の会話に戸惑う場面が多かったといいます。

「その日、その日で初めて会う人と話すのは大丈夫です。2度目になると、何を話したらいいのかわからない。仕事は清掃事務所で事務をしているのですが、職場でも業務上で話すことはだいたい決まっているので大丈夫です。

ただ、雑談が本当に苦手で、会話が途切れると気まずくて。相手から何か話しかけてもらっても、『そうですね』で終わってしまう。でも、同じ趣味を持っている人と話すのは楽しいじゃないですか。掲示板やブログを見ると、仲間内の雑談に入っているような気持ちになるんです」

Eさんのような意見は、不安障害を抱えている別の患者さんからも聞いたことがあります。仕事のうえでの事務的な会話、診察時の応答など、テーマが明確な会話は緊張しないものの、自分の意見を伝える、相手の話を汲み取りながら会話のキャッチボールを行うという場面になると、不安になってしまう。その点、ネット上ならば相手の顔も見えず、自分から会話に参加せずとも話題は流れていくので、安心できるというわけです。

ちなみに、合併精神障害があっても、ネット依存が明確でなければ、診療の対象とはしません。とはいえ、他の精神疾患を併発していることがネット依存の治療を困難にする大きな要因であることは、既存の諸外国における研究データからも明らかで、合併精神障害を有する患者の回復率が低いというデータはいくつも報告されています。

やめたいのにやめられない「負の強化効果」

ネット依存と他の依存症を比較して考えた場合、依存を進める要因の中に「正の強化効果」といわれるものがあります。薬物依存症やアルコール依存症などに顕著ですが、気持ちがいいから依存するという状態です。

ところが、「負の強化効果」と呼ばれるものもあります。これはいやなことを避けるために続けなければならないという状態。アルコール依存症のケースでいえば、アルコールが切れたことによる禁断症状が出てくるのを抑えるために、いやいやながらに酒を飲むという人たちがたくさんいます。

本当は酒をやめたいのだけれど、飲まなければ禁断症状が出て苦しいのでしかたがない。そんな強迫的な心理状態で、つい酒を飲んでしまう。これは薬物依存症にも見られる傾向です。

ネット依存に関しても、この「正の強化効果」と「負の強化効果」はあてはまります。第1章で紹介したT君（オンラインゲームに依存）は、オンラインゲームが楽しく、「正の強化効果」の中でネット依存に陥っていました。

重複障害を抱えるDさん（広汎性発達障害）やEさん（社会不安障害）もまた、入口は「正の強化効果」であったといえます。実生活で抱える人とのコミュニケーションでの問題をネットによって軽減する。その楽しさによってネットゲームや掲示板、ブログに深くハマっていったわけです。

しかし、最初はワクワクしながら楽しんでいたそれらの対象が、ある時点からしんどいものに変わっていく。特にEさんは、見ることが雑談に入るようでうれしいという段階を過ぎた後は、見なければ気が済まない、全員の発言をチェックし終わらなければ大切な何かが失われるのではないかという強迫的な気持ちになり、掲示板を眺め続けるようになっていました。

こうした状態は、いわばネット依存における「負の強化効果」であり、本当は掲示板のチェックをやめたいのだけれど、見なければ落ち着かないので見続けてしまう。オンラインゲームをやめたいが、ログアウトしている間に何か起きると思うと不安になってしまい、ログインし続けてしまう。こういった状態も禁断症状と似かよった状態であり、ネット依存が嗜癖の一種であることの根拠のひとつになると考えています。

ネットに没入してしまう高齢者

加えて、この症例を嗜癖または依存と区分けすることが正しいかどうか、いささか疑問を感じる部分は残りますが、非常に印象的なケースがありました。それは軽度の認知症の疑いのある高齢者の方のご家族から受けた相談に関する事例です。

決して数は多くないですが、60代、70代、80代の方がいわゆる詐欺メールを入口にネットに没入してしまうケースが報告されています。当初は出会い系サイトや援助を誘う内容のメールに始まり、次第に金品を狙った詐欺メールに発展。ある男性は通信代として数百万円を搾取されたというトラブルに巻き込まれていました。

詐欺メールの内容としては、17歳の身寄りがない盲目の女の子から助けを求めるものや被災地支援のために資金を送りたいので口座を貸してほしいといったものまで、多岐にわたります。いずれも受信者の善意に訴えかけるもので、人を助けたいという思いの強い高齢者ほど、信じてしまう内容です。

数百万円支払ってしまった60代後半の男性の場合、娘さんから相談の電話があり、治療のきっかけとなりました。しかし、当初は新手の詐欺に引っかかったようなもので、ネット依存としての治療が必要なのかどうか、判断に悩む点もありました。

それでも娘さんから男性の現状を聞くうち、自室にこもって食事を摂らずにネットを続けていること。振り込んでしまったお金を取り返そうとするあまり、新たに届く詐欺メールの儲《もう》け話に乗ってしまっていること。家族の説得に対して「次は大丈夫だ」と耳を傾けず、正常な判断が下せずにいること。こうした点から健康面への問題が懸念され、また、ギャンブル依存症に近い傾向が見えたことで、ネット依存として扱うことを決めました。

男性は「最後の9億円が入ってくれば今までの話がすべてチャラになる」と言い、大きい話になればなるほど騙《だま》されていくような状態です。家族が止めてもコントロールできず、「9億円を銀行口座に振り込むため、その手数料として何万ポイント（詐欺サイト内の電子マネーのようなもの）が必要だ」と請求され、何万円か振り込んでしまう。その後も「もう一段階、会員ステージを上げる必要がある」「数万ポイント不足している」といった勧誘メールが続き、その都度、男性は支払われることのない9億円を追い求めながら、数万円単位のお金を支払ってしまうのです。

そこには、「ここで手を引いてはこれまでの振り込みが無駄になる」という恐怖もあり、これもまた「負の強化効果」のひとつといえるでしょう。

ただし、この男性のケースでは治療の途中で来院が途絶えてしまい、その後の経過について把握できずにいます。しかし、65歳人口が3000万人を超え、4人に1人が65歳以上という時代に突入した以上、今後も高齢者とネットの関わりに関して新たな問題が浮上することは間違いないでしょう。

受診から通院までの3つのステップ

ここまでネット依存として治療の対象と考える、3つの問題「明確な健康問題が生じている」「社会的な問題が生じている」「他の精神疾患との重複障害が認められる」についてお話ししてきました。

では、実際の治療はどのように進むのか。ここからは、久里浜医療センターのネット依存治療部門（TIAR）でのネット依存の治療の実際について紹介します。受診から通院まで、大まかには3つのステップがあります。

1. 電話での相談、受診の予約（臨床心理士が対応）
2. インテーク（臨床心理士、医師が対応）、診察、検査
3. 通院、カウンセリング、ミーティング

当院のホームページなどを見て、電話での相談があった場合、臨床心理士が対応。状

況の聞き取りとともに、初診の予約を勧め、治療へとつなげていきます。しかし、最初に電話をかけてくる方はほとんどの場合、ご本人ではなく、ご家族です。そこで、ご家族の相談に乗りながら、ご本人を連れて来院できるかどうかを尋ねます。

ご本人を連れてこられるという場合は、そのまま初診の予約を決め、受診となりますが、連れてくるのが難しいという時には、ご家族への電話でのアドバイスに留めるか、ご家族だけでもいいので来院していただくかという流れになります。

初診時、ご家族だけの場合、インテークおよびそれに引き続く診察で、より詳しい状況の聞き取りを行い、今後の対応について相談。当院で行っているネット依存家族会を紹介します。家族会については後ほど詳しく述べますが、ほとんどのご家族はネット依存について誰にも相談できずにいます。

というのも、相談したり、愚痴をこぼそうとすると、どうしても自分の子どもや夫、妻、親などの悪口を言わなければならず、恥ずかしいと感じてしまいがちだからです。また、日本にはネット依存の相談窓口がほとんどありませんから、このような問題が起きているのは自分の家庭だけではないかという意識もあり、より孤立感を高めてしまうのです。

ですから、実際に家族会に参加されて、他の家族の現状などを聞くだけでも目から鱗《うろこ》が落ち、「自分たちだけじゃないんだ」と知るだけでも救いになる。そういった効果も含め、家族会を紹介することで孤立感に悩むことの多いご家族へのケアを行っています。

問題に気づきながら認められない「否認」

一方、ご本人が来院できた場合は、インテークに続き、私をはじめ、ネット依存治療部門の医師による問診、検査へと進みます。問診ではご本人のこれまでの歩み、家族構成、インターネットとの付き合い方などを聞き、どのような問題が生じているのかの全体像を把握できるよう心がけた質問をしていきます。

しかし、来院されたからといって、ご本人が治療に積極的なケースはほとんどありません。多くの方は自分の問題を否定し、「自分には問題がない」「インターネットとは適当にうまく付き合っている」と主張されます。それでも心のどこかでは「まずいことになった」という思いもある。けれども、仮に自分から「インターネットを使いすぎている」「ネットが原因で体調がおかしい」「学校へ行けなくなった」「仕事に集中できない」

といったことを打ち明けると、家族はそら見たことかとネットの使用を制限するように言ってきます。

それがわかっているからこそ、自身の問題に気づきながら、認められない。これもまた依存症の特徴であり、「否認」と呼ばれる状態です。

ですから、ほとんどの患者さんはご家族によって強引に連れてこられたという意識が強く、診察室に入ってきた時点では、9割以上の確率で〝ふてくされている〟といった表現がピタリとくる表情を浮かべています。

それでもいくつか質問をするうち、少しずつ話してくれる人が大半ですが、とにかく1回の診察ですべてを知ろう、現状を少しでもよくしてしまおうと思わないよう心がけています。初診時に大切なのは、ある程度まで聞き、また来てもらえるような関係づくりを行っていくこと。これはネット依存に限らず、依存症の治療に共通するポイントです。

なあなあの関係ではなく、信頼を持ってお互いに話ができるようなよい関係性を作り、継続的に診療していく。それができて初めて、治療の効果も上がっていくのです。

じつは初診時にさまざまな検査をさせていただく理由の一つも、ここにあります。

たとえば、血液検査を行うことは先程述べた通り、治療上とても大切なステップでもありますが、それ以上にご本人が自分の置かれている状況を理解するきっかけにもなります。

医師が話す健康問題は、素直に聴いてくれる

血液検査のデータは患者の健康状態を明確な数値で示してくれます。もし、栄養状態に問題があれば、その原因を探っていくなかで長時間のネット使用が浮かんでくるかもしれません。初診時に体力測定や骨密度の測定を行うのも同じ理由からです。

運動能力の低下や骨が脆《もろ》くなっているなどを示す数値は、ネット依存について否認している患者に対して一定の説得力を持ったデータとなります。その他にもＭＲＩや脳波の検査、重複障害を調べるための検査などを進めていきます。このような検査を行う理由のひとつは、健康状態の評価の他に、患者本人に現実を直視してもらうための一歩になると考えるからです。

逆にこうした検査なしに家族からの状況の聞き取りを根拠にして、本人の社会的な問題を追求していくと、往々にして逆効果となります。

「ネットの長時間利用によって、学校の成績が落ちましたね」「スマホの使いすぎによって、友人関係が希薄になっていませんか」「オンラインゲームを長時間プレイすることによって、経済的な問題が生じていませんか」などと、本人が抱えているはずの社会的な問題を指摘すると、ほぼすべての患者が心を閉ざします。これは医師に言われるまでもなく、家族や周囲の人から指摘され、非難されてきた事柄であり、否認をより強めてしまう可能性が高いのです。

ところが、健康問題についての話題には素直に耳を傾けてくれます。そこには本人の健康を気遣うニュアンスがあり、医師から指摘されることで真剣さが増すという側面もあるでしょう。

「今のままの生活を続けていくと体調がおかしくなりそうな感覚を持っているでしょう」「血液検査の結果、栄養が足りない状態になっている。食事を改善した方がいいね」「骨密度の検査によると、あなたの骨はものすごく脆くなっている。これ、何とかしなければいけないよね」

こういった指摘に本人が頷いてくれたところで、少しずつ話題をネットの使い方に近づけていく。診察室に入ってきた直後は、こちらを警戒していた人も、検査を行い、健康問題を話題にしていくことで、こちらの話に向き合ってくれるようになる。人対人であるという関係を作り、そこから信頼を結んでいくことで初めて、治療につなげていくことができるのです。

検査をきっかけに、患者さんとの関係をつくる

もちろん、各種の検査は一度では終わりません。すべて調べるには4回から5回、外来に来てもらう必要があります。つまり、検査を理由のひとつにして4回、5回と通院してもらう間に関係性を築いていく。これがとても大事なプロセスとなります。

この検査を実施する過程で、ある程度の疎通が取れたところを見計らって、「今のままではいけないと思いますか?」という問いかけを行います。やはり患者さんたちの心のなかにも、ネットを使い続けることへの不安がある。今の自分のままだとおかしくなってしまうのでは、という気持ちがある。そういった健全な部分に焦点を当ててアプローチするわけです。そこで否認という壁が崩れ、患者本人が肯定的な反応を見せてくれた時、本当の意味での治療が始まるのです。

私たちも最初から各種の検査がそのような疎通性を図るために役立つとは考えていませんでした。しかし、何人ものネット依存の患者さんと付き合ううち、ここに突破口のひとつがあるとわかってきたのです。関係を築くのが難しい思春期の子どもたちも、多くの場合、何かゲーム感覚でやるようなところがあるのか、検査は嫌がりません。こちらとしても4回、5回と診察を続けるうち、本人の全体像が見えてきますので、ご家族も含めて、今後、どうしていこうかという話もスムーズに進めることができるのです。

では、ある程度の疎通性が取れた段階で、どのような治療をしていくのか。ここでも既存の依存症治療での蓄積が役立ってきます。ここまで繰り返し、ネット依存の定義がまだ整っていないこと、診断・治療のガイドラインが整備されていないことについて触れてきました。2013年の春から厚生労働省の科学研究が始まったものの、治療・診断のガイドラインができるのは早くとも数年後でしょう。

しかし、目の前の患者さんに待ってもらうわけにはいきません。そこで、私たちは薬物依存症のガイドラインを診断の補助のひとつとして使っています。

・ネットを使用したいという強烈な欲求、緊急感がある

・ネット使用のコントロールができない
・ネット使用を中断すると、いわゆる離脱症状、イライラ、暴言、暴力などが出る
・以前に比べてネットの使用時間が増えた。または短い時間だと満足できなくなっている
・ネットの使用で1日の大部分の時間を浪費してしまう。または、ネット以外の娯楽を無視してしまう
・明らかに有害な結果が出ていることが自分でもわかっているのに、引き続きネットを使用する

いずれも〝薬物〟を〝ネット〟に置き換えたものですが、この6つの項目のうち同時に3つ以上が過去12カ月間にあった場合、ないしは繰り返してきた場合にネット依存である可能性が高いと判断。患者さんが多くのものを失う前に治療を進めていきます。

本人が「治したい」と思った瞬間を見逃さないこと

こちらの「今のままではいけないと思いますか?」という問いかけに対して、患者さ

んから「よくない」という答えが返ってきたら、次に提案するのは、ネットの使用時間の短縮です。重要なポイントは、本人が「よくない」「こんなことをしていてはダメだ」と気づいたタイミングを逃さないこと。気づきは「治したい」という意欲につながり、そこでようやく周囲からの働きかけが効果を発揮していくのです。

ネットの使用時間を減らすことで、ネット以外のものへ目を向けてもらうこと。この発想は他の依存症治療と共通したもの。たとえば、アルコール依存症の場合、治療の大原則となるのは断酒です。同じく薬物依存症の場合も断薬が大原則。つまり、依存の原因となっているモノから患者を引き離し、ゼロにするということです。

ネット依存の場合も原則は変わりません。ただし、インターネットの場合はあまりにも生活の中に入り込んでいるため、いきなりゼロにするのはほぼ不可能です。

具体的にいえば、オンラインゲームのプレイ時間をゼロにすることはできても、スマホを使ったメールのやり取り、大学生ならば授業の課題作成のためのネットサーフィン、社会人ならば業務上のパソコン使用をゼロにすることはできません。

いかにネット依存の治療とはいえ、一律にすべてのインターネット利用を禁止することは難しいのです。その点でいえば、よく似ているのが「摂食障害」という病気です。

なかでも、たくさん食べて吐くという過食による摂食障害の場合、食べることの禁止はできません。生きていくためには食べなければならず、しかし、摂食障害は食べ物への依存の一種ともいえるので、本人の意志で過食を止めることも難しい。治療はジレンマのなかで進み、症状の改善は緩やかにしか進みません。

インターネットなしの生活は難しいが、一方でネットの使用をコントロールできないという症状が出ている。このバランスをどのように調整していくべきか。依存の対象がオンラインゲームか、SNSか、その他のサービスかでも、使用時間の調整は変化していきます。治療の目標を立てるうえで、患者さん一人ひとりのバックグラウンドを理解し、ケース・バイ・ケースで対応するというスタンスが欠かせません。

記録をつけることで、客観視してもらう

たとえば、第1章で紹介したオンラインゲームのMMORPGを1日15時間以上プレイしていた高校生のT君の場合、食事や睡眠が足りないという最悪の状態から徐々にネットの使用時間を短くしていくよう、生活の立て直しを図りました。

いきなりゼロにするのではなく、5時間、6時間は使ってもいいことにして、まずは食事や睡眠などの生活時間を回復。生活のペースが落ち着くことで、T君は本来持っていた現実世界への好奇心を取り戻していきました。

「オンラインゲームに没頭していた時期は、高校は中退でもいい。できればゲーム関係で仕事に就きたいけれど、最悪フリーターでもいいかなくらいにしか思っていませんでした。でも、少し生活に余裕が出てきたら、このままでこの先、大丈夫かなって。大学受験や将来のことを考えるようになって、学校へ行こうという気持ちも出てきました」

T君の場合も他の患者さんのケースでも活用するのが、1日の行動を記録してもらう記録法です。これは簡易な日記のようなもので、毎日、何をどのくらいしたのか、ノートに書き込んでもらいます。

「何時から何時まで、ってゲームをやった時間もきっちり書かなくちゃいけないんですよ。そうすると、数字で具体的に意識できる。最初は自分で『こんなにやっていたんだ！』ってびっくりしました」

書き込みの量、具体性はケース・バイ・ケースですが、基本的な形式として「起床時間」「食事」「入浴」「勉強」「仕事」「休息」「インターネット（具体的な使用方法も）」「就寝時間」といった生活上の出来事を書き出し、そこに簡単な感想を書いてもらいます。

たとえば、このような感じです。

「○月○日4時」「就寝」「ゲームは6時間、徹夜をしないよう切り上げた」

「○月○日12時」「起床」「体がだるい」

「○月○日13時」「食事」「母親が作り置いてくれた焼きそばを温めて食べた」

「○月○日14時〜17時」「勉強」「補講用の課題をやった」

「○月○日17時〜19時」「ネットを使用」「ニュースのチェックだけと思ったが、気づくと好きなアニメなどの動画もチェックしていた」

「○月○日19時」「食事」「家族から晩御飯だと言われ、ネットを中断」

「○月○日20時」「入浴」「シャワーで済ませた」

「○月○日21時」「ゲームを始める」「徹夜にならないよう注意した」

こうした本人による記録を診察時に持参。医師とともに内容を確認しながらカウンセリングを行います。その際、私たち医師の側からネットの使用時間の目標を示すこともありますが、本人が自分の記録を見直し、「もっとここは減らせるかも」と前向きに行動を変えていくことも。また、診察の初期段階では1日の過ごし方を書き出してもらうことで、本人が「自分はこんなにネットを使っているんだ！」と驚くケースもあります。

いずれにしろ、1日の行動記録を書き出すことで自分の行動を客観視することができ、本人の現状理解を高め、治療の継続を促す効果が得られるのです。

同級生から刺激を受けて、自分の将来を考える

T君のケースでは記録法によって本人の意識が大きく変わりました。現状を把握したうえで、そこから脱したい、特に大学進学したいという意欲が出てきたことで、具体的な行動を起こすことができ、順調な回復を見せてくれました。

「通学のペースはなかなか取り戻せなかったので、親や学校の先生と相談して通信制の高校に転入しました。そこで、高校卒業のめどが立ち、次に受験をどうする？という段階に入って、学校見学に行ったり、パンフレットを集めたりして、夏ごろには受験すると決めた。たぶん、その直後の診察で、先生に『オンラインゲームをやめて、受験勉強をします』と伝えた気がします」

大きなターニングポイントとなったのは、通信制の高校に移ってから学校主催で行わ

れた2週間の海外留学でした。2週間もの間、オンラインゲームから完全に離れる時間ができ、違う世界を知った。T君は留学先で出会った同世代の学生たちに強い影響を受けたと話してくれました。

「同じ部屋になった友だちと進路の話になったんですよ。すごくきちんと考えているヤツもいれば、ずっと自分の夢を持っているヤツもいて、もちろん何も考えていないヤツもいたけれど、いい刺激で。あとは英語力。自分はあまり話せないし、聴き取れないのもわかったので、大学は英語を集中的にできて、狙っている資格に近づくような経営、経済の授業があるところにしようと決めました」

1日15時間から3カ月ほどで1日2時間程度までオンラインゲームの時間を減らすことができていたT君は、診察時の宣言通り、受験が終わるまでゲームをせずに過ごしました。新しい目標ができ、そちらの価値がオンラインゲームよりも大きくなったことで変われたのだと思います。

「ゲーム内のギルドという集まりの仲間には、ゲームをやめますと宣言しました。仲間の中にもゲームをやめたいけれど抜けられないってわかっている人が何人もいて。社会人もいるし、ニートの人もいるんですけれど。みんなから『がんばって』と言ってもらえて。それもあって受験中はパソコンを開かずに我慢できました」

しかし、ゲームのデータは消去できないともいいます。

「やっぱり、ゴミ箱には入れられない。お金もかかっているし、時間もかけたし。自分の暗い時代ではあったけれど、ゲームに費やした時間は人生の中でもがんばった期間でもあるから。それにオンラインゲームを通じて出会った人には、一番ひどい時期を支えてもらった気持ちもあって。人にはあまり話したくないような部分を話せたし、相手の悩みも聞いたし、データの消去はそういう記憶も全部消しちゃうような気がしてできません」

実は、同じ悩みを抱えているネット上の仲間たち

無事に大学受験をクリアしたT君は一度、よくなったといえます。しかし、通院は続けてもらっています。なぜなら、データの消去へのこだわりが示すように、再びオンラインゲームに没頭してしまう可能性が残っているからです。

私の大学時代とは違い、現在の大学生生活にはインターネット環境が欠かせません。

T君は自分でネットの使用をコントロールできるようになったとはいえ、家にはパソコンがあり、スマホも持っているので、いつでも長時間使い続けることが可能な環境にいます。そして、自室のパソコンには自ら育て上げたオンラインゲームのキャラクターのデータが残っているわけです。

オンラインゲームの魅力と、そこで作られた仲間との関係はネット依存の治療にとって非常に悩ましい問題となっています。T君も語っているように、オンラインゲームへの一定期間にわたる没入の間、プレイヤーは「正の強化効果」を感じています。魅力的なゲーム展開、クエストをクリアする達成感、ネットを介して出会った新たな友人たちとの関係。オンラインゲームが自分に与えてくれた楽しさは、その後、プレイを続けることが「負の強化効果」に転じてからも残ります。

特にMMORPGの場合、多くのプレイヤーがゲーム仲間とスカイプなどを使ってリアルタイムで会話をしながらゲームをプレイしています。話の内容もゲームのことはもちろん、日常生活のこと、抱えている悩みについてなど幅広く、顔が見えないという気軽さからか、学校や職場の相手には打ち明けられないようなことも話せてしまうようです。

たとえば、T君とは別の患者さんで、過去5年間ずっとオンラインゲームをやっていて、学校にはほとんど通えていないというM君という男性がいました。

中高大の一貫校だったので、なんとか進級はできた。しかし、大学2年生の時、いよいよこのままではいけないと思い、家族の働きかけもあって、オンラインゲームをやめようと決めたわけです。そして、その際、5年間の間にできたゲーム仲間に対して、自分は病院に通い、治療も受け、その結果、ゲームをやめようと思うと伝えたそうです。すると、今まで楽しい話ばかりをしてきた仲間たちが、「じつは自分もひどいことになっている……」と自分の置かれている状況を打ち明け始めたといいます。

そうしたコミュニケーションの積み重ねによって、日常生活の友人、知人よりも親しみが強くなる傾向があります。相手が誰だかわからない。顔も知らない。本名も聞いていない。だからこそ、生じるつながり感、仲間意識、一体感のようなものがT君をはじめとする、オンラインゲームを通じたネット依存の人たちの心をつかんで離さない。冷静に見れば、無責任な関係のように思えますが、本人にとっては胸につかえていた想いを話し、聞いてもらえたという感覚があり、深い友情を結んだような気持ちになるのもわかります。

しかし、ネット依存がアルコール依存症や薬物依存症と近しいものであるならば、一旦依存を断ち切ったように見える人が、再び戻ってしまうケースは十分に考えられます。ご家族もその点を心配し、T君の継続的な通院は今も続いています。ネット依存の治療には長い時間がかかると考えていただいて間違いありません。

次章では、長期間にわたる治療のメニューとして久里浜医療センターではどのような試みを行っているのか。再び、いくつかの具体例を交えながら紹介していきます。

第3章

「ネット依存」は治療できるのか

「様子を見ましょう」が治療を遅らせる

ネット依存は発見も治療も早期であればあるほどいいと考えています。依存症はネットに限らず、社会的、経済的、健康的な面で将来にわたって支払う代償が大きい病気だからです。しかし、前述した通り、自分や家族が「ネット依存かも？」と思っても、適当な相談先を見つけにくい現状があります。

そこで、多くの人は、心療内科やメンタルクリニック、精神科などに相談。学校に行こうとしない、会社に行くことができないなどの症状に着目した医師から、「適応障害」と診断されるケースも少なくありません。また、お子さんのことを学校のカウンセラーに相談したところ、「様子を見ましょう」とアドバイスされたという親御さんもいます。

身近にいる医師やカウンセラーは心の問題の専門家ではあります。しかし、誰もがネット依存の実情について詳しいわけではありません。専門家の間でも情報は不足しており、従来の経験則によって診断やアドバイスをした場合、適切とはいえない結果になることも。特に「様子を見ましょう」という静観の姿勢は、ネット依存の治療にとって逆効果です。多くのことを失い、深みに落ちる前に治療を始めることがよい結果につながります。

加えて、他の依存症に比べ、ネット依存は進行が速いのも特徴です。たとえば、アルコール依存症では、患者さんが治療に踏み切る時点での飲酒歴が20年以上というケースも多々あります。依存が非常に根深い問題となってから事態が表面化した分、治療も難しくなっていきます。

それに比べ、ネット依存は「SNSを利用して2カ月ほどで本人の態度、言動が段階的におかしくなっていった。その速度の速さに恐ろしさを感じました」という第1章で紹介したスマホ依存のC君の事例のように、ごく短期間のうちに生活面での変化が表れる。これはネットの持つ依存性の強さを示す一方で、治療のきっかけを早期に見つけやすいということでもあるように思います。

早期に発見することができれば、早期に治療を始めることも可能になります。しかし、現実には受診しないままに悩み続けるネット依存の方やその家族は非常に多く、こうした現状をいかに改善していくかが大きな課題です。

「すぐに元の状態に戻る」のが依存の特質

ネット依存の治療にとって大切な点は、単にネットの使用時間を減らすことではありません。いかにネットを使わない時間を増やし、より健康的な活動に置き換えていけるかどうか。私たち医療者との間に信頼関係が生まれ、患者さんがネット以外の世界への興味を取り戻してくれれば、スムーズにオンラインの時間を減らすことができます。

過去の治療経験からいっても、そのようにしてネットの時間を減らした、または完全にやめることができた場合には、その後もネット依存の状態に戻ることは少なく、安定した回復が得られます。しかし、単に時間を減らす努力だけに頼っていると、ほぼすべてのケースですぐに元に戻ってしまいます。

なぜなら、まさに「すぐに元の状態に戻る」のが、依存の特質だからです。

その点、第1章、第2章で紹介したT君がオンラインゲームへの依存から抜け出せたのは、短期の海外留学でネットから離れる時間を作れたこと。その時間をさまざまなタイプの同世代とともに過ごし、新たな目標を見出すことができたからです。

もちろん、短期留学前に記録法によって本人が自分のネット依存を客観視できていたことも大きかったといえます。とはいえ、これでT君の再発の可能性がゼロになったとはいえません。前述の通り、ネット環境はすでに、勉強にも仕事にも暮らしにも一体化しています。非常に身近で、アルコールや薬物のように本人や周囲の努力によって完全に断ち切ることのできるものではないからです。

それでも本人がネット依存についての理解を深め、自分の状態を客観的に把握できていれば回復は早く、再発の確率は下がると考えています。そこで、私たち久里浜医療センターでは記録法などと並行して、認知行動療法を治療メニューの中に組み込んでいます。

認知行動療法というのは、認知に働きかけて気持ちを楽にする精神療法（心理療法）の一種で、うつ病や不安障害（パニック障害、社交不安障害、心的外傷後ストレス障害、強迫性障害など）、不眠症、摂食障害、統合失調症などの多くの精神疾患に効果があることが実証され、広く使われています。

ここでいう「認知」とは、物事の受け取り方や考え方という意味。人間はストレスを感じると悲観的に考えがちになり、問題を解決できない心の状態に追い込まれていきます。認知行動療法では、偏ってしまっている物事の受け取り方、考え方についてバランスを取り、ストレスに対して上手に対応できる心の状態を作ることを目指していきます。

というのも、普段、私たちは強く意識することはありませんが、基本的に自分の置かれている状況を主観的に判断し続けています。ところが、強いストレスを受けている時やうつ状態に陥っている時など、特別な状況下では普段通りに捉えることができなくなる。主観的な判断がうまくいかなくなるわけです。これが、認知に歪《ゆが》みの生じている状態。その結果、抑うつ感や不安感が強まり、うまく物事に対処できなくなり、さらに認知の歪みは大きくなってしまうのです。

この認知の歪みを治療することで、今現在の問題に対処していけるように手助けすること。悲観的になりすぎず、楽観的にもなりすぎず、地に足のついたしなやかな考え方ができるように整えていくことが、認知行動療法の目的です。

たとえば、ネットの使いすぎに気づきながらも行動を変えることができない患者さんに、具体的な使用時間などを書き出してもらう。自分がどのくらいネットを使っているのか。それによって日常生活にどのような支障が生じているのか。身体の調子に変化が出ているのか。まずは、そういったことを知ってもらうことで、取り組むべき問題について認知してもらいます。

囚われている自動思考に焦点を当てる

依存の対象がオンラインゲームならば、ゲームに対する本人の考え方の検証から行います。自分はこの1年、長い時間をゲームに費やしてきた。そこで、得したことはなんだろう、損したことはなんだろう、と。感じたことを正確に書き出してもらいます。すると、いいこともあるけれど、悪いこともいっぱい出てくるわけです。

そこで初めて本人が「そうか」と気づく。いつの間にかオンラインゲームが自分にとって最優先すべきものになっていた。ゲームをやるなと言われると怒りの感情が噴き出して、周りが見えなくなっていた。ゲーム内の時間の流れが気になって、1日中ログインしていないと落ち着かない状況になっていた……。

こうした傾向を専門的には「自動思考」と呼びます。気持ちが大きく動揺した時、つらくなった時に患者さんの頭に浮かんでくる考えがどのようなものか。そこに目を向けて、どの程度現実と食い違っているかを検証し、思考のバランスを取っていくこと。それが認知行動療法の流れとなります。

ですから、まずは自分自身で変えていかなければならない物事の受け止め方や考え方、行動を認知してもらうことが大切。それが認知行動療法のスタート地点となります。

では、具体的な認知行動療法の方法はどのようなステップを踏むのか、簡単に紹介します。

1. 患者さん、個々人の人となりを理解し、その人の悩みや問題点、強みや長所を洗い出して治療方針を立てます。そして、それを患者さんと共有しながら、面接を進めていきます。

過去の診察の中では、この段階で患者さんが自覚しているネット依存の症状として次のようなものがありました。

・ネットをしていない時でも、ネットのことばかり考えている
・ネット以外に楽しいことはない
・ネットがないと、暇で暇でしょうがない
・週末になると、「これでゆっくり休める」ではなくて、「これで心置きなくネットができる」と思ってしまう

・もうネット上ですることもないのに、ついネットを開いてしまう
・ブログが気になって、つい1日に何度も見てしまう
・家族にネットのことを言われると、イライラする
・ネットをしていると食事をする時間ももったいない
・現実の異性に興味が持てない

2. こうした自覚症状、つまり、患者さん本人が「問題だ」と感じている点について、行動的技法を使って生活のリズムをつけていきます。具体的には、毎日の生活を振り返って無理のないかたちで、「日常的に行う決まった活動」、「優先的に行う必要のある活動」、「楽しめる活動ややりがいのある活動」に優先順位をつけていくよう提案します。

オンラインゲームへの依存であれば、ゲームから離れ、他の何かに打ち込むような流れにできれば効果的です。

また、一定の身体活動や運動を用いて自信やコントロール感覚を取り戻し、他の人との関わり体験を持てるようにすることや、問題解決技法を使って症状に影響していると

考えられる問題を解決していくなど、適応力を高めていくようにします。

3．患者さんが囚われている自動思考に焦点を当てて、面接の中でその根拠と反証を検証。偏りを修正し、認知の歪みを取っていきます。その際、5年後、10年後の将来、自分がどうなっているのかを想像してもらうといったアプローチも効果的です。治療者の質問によって、今まで考えなかったことについて焦点を当てていき、患者さんが変わっていくケースもあります。

もちろん、誰もがスムーズにこのステップを踏めるわけではありません。行きつ戻りつしながら、少しずつ認知が変わり、行動に変化が出ていく。気の長い療法だからこそ、私たち医療者と患者さんとの間に温かく良好な治療関係を築くことが大切になります。

就活のプレッシャーからネット依存に

こうした手順で現在、認知行動療法を行っているのが、当院に通院中の大学生Kさんです。彼は中高と成績が良く、有名私大の法学部に現役で合格。しかし、就職活動を控えた大学3年生の時、無料のネットゲームを長時間プレイするようになり、留年してしまいます。

「今もハマっているのは、スマホで遊べるシミュレーションゲームや育成ゲームです。無料の手軽なものばかり。プレイしている場所は部屋ではなく、外出先が多いですね。大学には行くのですが、授業に出ないでゲームをしている。自分でもよくわからないまま深みにハマっていて……」

気づけば単位が足りなくなり、留年。Kさんは「このままではいけない」「自分を変えたい」と検索サイトでネット依存を調べ、当院に来院されました。これはKさんに限らないことですが、私たちがインテークと初期の診察の段階で重要視するのは、患者さんの依存が始まった原因を知ることです。

Kさんの場合も、留年するほどまでに無料ゲームをプレイするようになってしまった理由を、何度かの診察の間に確かめていきました。

「ゲーム自体は大学1年生の頃から遊んでいました。でも、それは通学の途中にプレイする程度で、度を越してしまったのは3年になってからです。就活に向けて自分なりにプレッシャーを感じていて、対策をしようと努力もしていたんです。勉強自体は苦手ではなかったので、たとえば、公務員試験の勉強や日商簿記の資格対策を始めました」

しかし、うまく勉強を進められないまま、企業の面接試験が始まる3年の冬になってしまったといいます。

「そこで、両親に打ち明けたんです。『就職面接試験でアピールできるものが何もない。自分に自信が持てないから資格が取れる学校に行きたい』と。そうしたら、『今まで散々お金を使わせたのに、全然身になってない。また、そんなところにお金を出してもドブに捨てることになるんだろう』と言われてしまって。そこで、プチンと切れてしまったというか。親の言葉に反抗するためではないですけれど、本格的にネットに没頭するようになってしまった。就活はいいから、好きなだけネットゲームをやっちゃおうという方向に気持ちが傾いていったんです」

改善するために、近い将来をイメージしてもらう

依存のきっかけはネットやオンラインゲームそのものではなく、就職活動へのプレッ

シャーと親子関係のこじれにあった、とKさん。認知行動療法によるネット依存の治療と並行して、ご家族にはネット依存家族会（詳しくは後述）に参加していただくことを勧めました。

「母が1カ月か、2カ月に1回くらいの頻度でネット依存の家族会に来ています。少しずつ普通の会話も増えて、母親との関係は改善してきたかなと。僕は僕で、先生やカウンセラーさんとのやり取りの中で、就職のことも含めて前向きに物事へ取り組めるようになってきました」

家族との関係が安定してきたことで、将来のことについて考える余裕も出てきたKさん。オンラインゲームをプレイする時間も徐々に減らそうということで、現在も治療を続けています。

「まずはネットゲームの時間を減らすことからですよね。強制的に離れる時間を作るためにも、就活に力を入れて、しっかり単位を取って大学を卒業。やりがいの持てる仕事に就くこと。ただ、僕の中にはまだ、ネットゲームをやめて、人並みに就職するには、先に強い自分を作らなくてはという思いがあって。思い込むと強情なので、そこを変えるにはまだまだ時間がかかるのかなと思っています」

これは、3カ月後、1年後の自分はどうなっているかを考えてみてくださいと聞いた際のKさんの返答です。5年後、10年後という長いスパンではなく、近い将来をイメージすることで、「ネットゲームの時間を減らすこと」「単位を取ること」「就活に力を入れること」と、今、取り組むべきことがはっきりと見えてきたようです。

とはいえ、Kさん自身も話しているように、「強い自分を作るのが先」という手放し難い思い込みは残っています。「ゲームをしているのは、現実から目を背《そむ》けている弱い自分がいるから」「自分を変えないまま、ゲームをやめたとしても、また失敗してしまうかもしれない」「だから、まずは強い自分になりたい」と。

こうした考えにこだわり動けずにいると、時間ばかりが過ぎてしまいます。それよりも一歩、一歩、動くことが重要ですが、Kさんはなかなか行動に移れない歯がゆさを抱えたままです。しかし、そのこだわりの思いの強さは、物事に集中して取り組むことのできるという長所に変わる可能性も秘めています。今後の通院の中で、いかに行動へと結びつけていくことができるか。そこに回復への道筋があるといえます。

患者さん同士のディスカッションで出る本音

また、認知行動療法の一貫として、患者さん数人でグループを作り、ディスカッションをしてもらうこともあります。自分と同じネット依存に悩む人たちと話し合うことで、ネットとは何か、自分にとってどういうものかを再確認。その過程で、多くのことを犠牲にしてきたことに気づき、抱えている問題の大きさを実感してもらうことを目指しています。

小グループでのディスカッションでは、治療者が司会進行役となり、ネットのよい点、悪い点について語ってもらいます。

よい点として挙がる意見は、「楽しい、おもしろい」といった感想に始まり、「ストレス解消になる」「ネット上に友だちができた」「コミュニケーションが深まる」「ネットなら自分を出せる」「ゲームの中で万能感が得られた」「ネット上の人たちはやさしい」といったところ。内容は集まった参加者が依存している対象によって異なってきますが、よい点についての意見は次々と出てきます。

一方、悪い点についてはなかなか挙がってきません。これは他の参加者に遠慮している面もありますが、ネットそのものを悪いとは自覚していない、あるいは自覚していてもその自覚を否定しているからです。

それでも「体力がなくなったように感じる」「時間を使いすぎている」といった声が出始めると、「バイト代をすべてオンラインゲームにつぎ込んでしまった」「食事がおざなりになって、食生活が乱れてしまった」「学校に行けなくなった」「睡眠不足で日中、ぼーっとする」など、個々が感じている後悔や、現在抱えている困ったことが意見として出てきます。これは他の人の言うことを聞くうちに、「そういうこともあるな」と自身の生活、経験を掘り下げていくからです。

ある程度、意見が出揃ったところで司会役の治療者はよい点に共通していること、悪い点に共通していることを参加者に問いかけます。皆さんもそれぞれの共通点について少し考えてみてください。

よい点の意見に共通しているのは、ネット上での出来事。つまりはバーチャルの世界でのことばかりです。一方、悪い点はすべてリアルな世界で起きていること。ネットが原因となって現実の生活に問題が生じているわけです。参加者はここで、ネット依存には見過ごせない問題があることを理解し、お互いの考えを述べ合うようになっていきます。

たとえば、ネット上に自分の動画をずっと配信し続けているM君という患者さんがいます。彼は動画配信サイトを通して自分は有名人になっているといい、自己愛が満たせる場所としてネットに深く依存していました。

そんなM君は動画にコメントを付けてくる人やツイッターのフォロワーを非常に大切な存在と考え、ディスカッションで「自分はネットを通してたくさんの友だちができた」「みんな、学校の友だちよりも自分をわかってくれる」「ネット上の人たちはやさしい」と言いました。

ところが、その意見に対して他の参加者から、「そのやさしさは無責任だからじゃないか」といった反論が出始めます。家族や治療者からの意見には頑《かたく》なだったM君も、同じ依存に悩む人からの声だけに耳を傾けます。そして、ネット上の付き合いは友だち付き合いとは違うのかも……と、物事の見方や捉え方が変わっていったのです。このように同じ依存に悩む人同士だからこそ、納得できる点も多く、認知の修正を図る初歩として小グループでのディスカッションは一定の効果を発揮しているのです。

運動してみると、体が弱っていることに気づく

ネット依存の治療に対する久里浜医療センター独自の取り組みとして、NIP（New Identity Program）という活動も行っています。これは毎週水曜日に開催する、「新しい自分を見つけていこう」という思いを込めたプログラム。「オンライン上」ではない「リアル」の世界で、「自分の本来あるべき姿」や「新たな可能性」を見つけるための1ステップとしてほしいとの願いを込めて名付けました。「昼夜逆転の生活が長引いて生活リズムを取り戻しにくい」、「リアルの世界で楽しいことや得意なことが見つからない」、「リアルの人間関係が苦手」、「時間をもてあまして、なんとなくネットの時間が伸びてしまっている」、「社会に出ていく自信が持てないでいる」、そんな仲間の参加を望んでいます。

患者さんに病院へ来てもらい、治療者とともに1日を過ごすというかたちで、イメージとしては高齢者向けのデイケアに近いものです。

プログラムの内容は次のようになっています。

1. バドミントンや卓球などの運動、美術、（インターネットや機械を使用せず、みんなで行う）ゲーム

2. 医師や看護師、栄養士、作業療法士などによる睡眠、運動、栄養、依存、健康問題などについてのレクチャー

3. ネット依存をさまざまな角度から話し合う小ミーティング

4. 希望者には、臨床心理士による対人関係に関する訓練

どのメニューを重点的に行うかは日によって変わってきますが、通常は朝9時半から始まり、午前中はスポーツを行います。

狙いは体力作り。ネット依存の患者さんは若く、ネットを中心とした日常生活を送っている限り、なかなか体力の減退を感じ取る機会がありません。しかし、バドミントンやバレーボール、卓球などのスポーツプログラムで身体を動かしてみると、いかに自分の身体が弱っているかがすぐにわかります。ある高校生はバドミントンを始めて5分で息が上がってしまう自分に気づき、以前は運動が好きだったことを思い出したと苦笑い。危機感を持って運動不足解消に取り組むようになってくれました。

多くの人と一緒に食事をすることも治療につながる

昼食は私を含め、他のスタッフも加わり、同じテーブルを囲みます。普段の診療時には見聞きできない、本人の行動パターンに触れ、リラックスした患者さんたちの姿を知ることは治療を進めるうえで大きなプラスになります。

また、患者さんたちにとっては多くの人と一緒に食事をする体験そのものが、コミュニケーションスキルを取り戻す場にもなるのです。日常的に同僚や友人、家族と食事を楽しんでいる方からすると、ランチを取るだけなのに大げさな……と思われることでしょう。しかし、ネットのやりすぎで落ちるのは体力だけではありません。状況に合わせて会話を運ぶ能力や相手の感情を読み取る能力といった、コミュニケーション能力の低下はもちろん、ひどい場合は挨拶《あいさつ》を交わすといった基本的なこともうまくできない状態になっています。

そこで、昼食後に先ほど紹介した小グループでのディスカッションを行います。その際はテーマが決まっていたほうが話しやすいという人も多いので、「自分とネットの付き合い方」などとお題を決め、忌憚《きたん》のない意見交換を行うようにしています。ちなみに、NIPに参加している患者さんからは、ディスカッションについてこんな感想を聞いたことがあります。

「診察では絶対、言えなかったことがあったんですね。でも、NIPの間は、周りも同じような状況の人たちなので話せてしまった気がします。それに自分より早く治療を始めて回復している人もいて、具体的にどういうふうにネットと付き合っているかも聞けるし、どのくらい大変だったかも教えてくれる。本人の実体験を聞くと、自分もやれるかなという気持ちになるし、参加してよかったと思いました」

午後は絵を描いたり、焼き物や革細工を作ったりと創作系の作業を行う場合もあれば、トランプやチェス、将棋、人生ゲームなどのボードゲームに興じることもありま す。実際に自分の身体を動かしての作業は、ネットでは得られない爽快感があり、アナログなゲームでの対戦には、人と人とのリアルなやり取りがあります。

すべて終了するのは午後3時過ぎですから、患者さんたちは約6時間、ネット環境から離れた環境で過ごすことになります。

回復後に重要なコミュニケーションスキルを磨いておく

NIPで重要視しているのは、第一に、ネットから離れた環境で一定の時間を過ごしてもらうこと。第二に、運動療法や作業療法に取り組みながら、身体を動かす爽快感を思い出してもらうこと。第三に、他人とのコミュニケーションスキルを磨いていくことです。

ネット依存の治療を飛行機の離陸にたとえるなら、ネットの環境から離れる時間は滑走路での助走のようなもので、認知行動療法、運動療法、作業療法などによってネット以外のリアルな世界への興味を掘り起こす作業は離陸態勢を整える段階となるでしょう。そして、コミュニケーションスキルを磨くことは、離陸後の安定飛行に向かううえで非常に重要な役割を担うことになります。

というのも、ネット依存から回復して社会に戻った時、それまでのネットのやりすぎで「対人関係がうまく築けない」「コミュニケーションがスムーズに取れない」ケースも少なくないからです。しかし、社会の中で生きていくためにはコミュニケーションスキルの回復も欠かせません。

第2章で紹介した広汎性発達障害の疑いのあるネット依存の女性Dさんのケース（現実の人間関係がわずらわしくて、面倒くさい）、社会不安障害の治療を進めてきた20代後半のEさん（言いたいことがうまく言えない）のように、重複障害のあるネット依存の場合、本人の中で自己否定感が非常に強くなっていることが多々あります。

彼らは実生活の中で、他者とのコミュニケーションがうまく取れないことで傷つき、落ち込んでしまった経験があり、誰とも顔を合わせず、気軽にやり取りのできるネットに惹かれていったのです。実際、メールや掲示板でのコミュニケーションは日常の会話のようなレスポンスやリズムが求められないので適応しやすく、傷つかずにつながっている感覚を得られます。

しかし、その一方で長時間ネットを使っている自分にも問題を感じている。簡略化すると、「コミュニケーションで失敗した実体験」→「ネットへの逃避」→「長時間の利用」→「またやってしまったという罪悪感」→「自己評価の低下」→「ネットへの逃避」という苦しい循環。ネット依存の患者さんの一部は、こうしたジレンマの中で、ますます自己否定感が強くなってしまっているのです。

「自分はコミュニケーション下手でダメな人間だ」と。こんな自己評価のままでは、仮にネット依存の状態から脱することができたとしても、社会に馴染《なじ》むことができずに、いずれまたネットに逃げ込むという結果になりかねません。

「コミュニケーションで失敗した実体験」→「ネットへの逃避」→「長時間の利用」→「またやってしまったという罪悪感」→「自己評価の低下」→「ネットへの逃避」という苦しい循環。これを「ネットに逃避しない」→「ネットの利用時間を減らせた」→「やればできる」→「自己評価の向上」→「ネット以外のことをする」→「人と向き合う」→「ネットの利用時間を減らせた」という明るい循環に変えていかなければなりません。

ネット依存の治療の目的として、ネットの使用時間を減らすことは必ず踏むべきステップですが、並行して社会で通用するための訓練も必要なのです。そこで、NIPの午後の部では希望者に対して、臨床心理士によるSST（ソーシャル・スキル・トレーニング）を行っています。

SSTは挨拶から始まり、状況に合わせてどのような話をすればいいのか、自分の言動が相手にどう受け止められるのか、相手がどう感じているのかなどを実践的にトレーニングしていきます。トレーニング方法は、「面接」「接客」「会食」など、具体的な場面、状況を設定。向き合って座った参加者が、他のメンバーの前で受け答えのロールプレイを行っていきます。

ひと通りのロールプレイが終わった後、状況に合わせて話すことができたか、どういうふうに考えて話をしていたか、表情やしぐさから相手の気持ちを読み取ることはできたかなどを自己評価。同時に、話をした相手からロールプレイを通して感じたことを話してもらい、やり取りを見ていた他のメンバーからも「こうするといいのでは」など、意見や感想を出してもらいます。

実際、小グループでのディスカッションで、「私なんか、社会で通用しない」とこぼしていた20代の女性は、SSTに参加したことで中途採用の合同説明会に参加できるほどに回復。その原動力となったのは、ロールプレイの中で自己評価を高めたことと、周囲の患者さんから就職活動の面接でどんな質問を受けるかといった情報を集めたことがありました。

SSTによってコミュニケーションスキルを培うことは、ネット依存から立ち直っていく過程を支えてくれると考えています。ネットから離れた時間を1人で過ごすのではなく、学校や職場に戻り、リアルな社会の中での自分を取り戻していく。その道程は平坦なものではありませんが、治療はその一助となることができると信じています。

薬の治療は、基本的には行わない

ＮＩＰ、ＳＳＴなどのアプローチの他、数は少ないですが入院治療を行うケースもあります。私たちが入院を勧めるのは、診察時の血液検査で栄養障害が明らかな場合、昼夜逆転がひどく通院での改善が望めない場合、部屋にひきこもってしまってまったく外に出ようとしない場合など、本人の健康状態や日常生活に顕著な異常が出ている時です。もちろん、本人の承諾がない限り、入院はできません。

入院の第一目的は健康状態の回復ですが、パソコンはもちろんのこと、ケータイやスマホも持ち込み禁止。その副次的な効果として、ネットに触れる場面を生活の中から取り除くことができます。入院後、まずは昼夜逆転の生活リズムの改善を目指します。そして、状態が落ち着いてきたところで、通常の治療に加え、ＮＩＰのプログラムに近い内容の活動を行ってもらいます。

運動療法、作業療法、ネットや健康、食事についての勉強会、認知行動療法、SST。なかでも運動は、体力の回復、生活リズムの改善に役立つのでほぼ毎日行います。勉強会やSST、認知行動療法は入院中、何回かに分けて、それぞれの専門家がじっくりと対応。通院ではなかなか目配りできない細かな点まで指導していきます。こうして、入院した患者さんは1日3回の食事をきちんと摂り、規則的な睡眠をし、いわゆる「普通」の暮らしをしていくわけです。

「入院してからの数日は朝ごはんが食べられませんでした。また、入院前はゲームをしていた時間だったので、夜も眠くならず、消灯後もベッドの上でもぞもぞ。それでも何日かすると眠れるようになり、朝、起きるとお腹が空いているようになりました。運動の時間もあるからか、昼も夜もごはんがおいしく、夜は21時半にはベッドに入り、22時には眠っています。

今はゲームをやりたくなることもないですが、退院後はどうなるか。家に戻って、すぐ側《そば》にパソコンやスマホがある状態で、入院中の生活を守れるかは正直、自信がありません。それでも週1回の通院と自分の努力だけでは、昼夜逆転を変えることはできなかったと思うので、入院してよかったと思っています」

これは過去に久里浜医療センターで入院治療を受けていた患者さんの体験談です。幸い彼は退院後もゲームのプレイ時間を自分で調整できるようになり、昼夜逆転の生活には戻っていません。完全にゲームをやめるには至っていませんが、入院によって生活のリズムを取り戻すことはできたと考えています。

とはいえ、患者さんに入院を勧めるのはよほどの場合のみというのが、私たちの考えです。特に未成年者に関しては、慎重に扱いたいと考えています。精神科の病棟に入院したという体験が、彼らの将来に何らかの影響を与える可能性を考慮してのことです。加えて、ネット依存での入院に対応する医療機関は当院以外にほぼない状況ですから、迂闊《うかつ》に勧めるわけにもいきません。家族が「入院させてほしい」と希望されるケースは多々ありますが、対応できないのが現状です。

また、投薬治療に関しても慎重です。原則としては、ネット依存の治療に薬は使いません。昼夜逆転の生活になっている患者さんに対して睡眠薬を処方すれば、睡眠不足を補うことはできます。しかし、それで生活のリズムが改善するかというと、疑問です。むしろ、眠たい時に薬を飲むといった乱用につながる可能性も考慮しなければなりません。ネット依存の治療は、基本的に利用時間の制限、記録法、認知行動療法など、薬に頼らず、生活習慣を改善することを第一としています。

ただし、重複障害として、社会不安障害、うつ病などの症状が認められる場合は、抗うつ剤のＳＳＲＩや抗不安薬などを使用。症状を軽減させながら、ネット依存の治療を進めていきます。

韓国の新しい治療法「レスキュースクール」

一方、韓国ではＮＩＰとも入院治療とも異なる、レスキュースクールという治療法が実践されています。これは２００７年から行われている事業で、ネット環境がまったくない中で11泊12日を過ごす林間学校のようなもの。夏休みや冬休みの期間に中学生男子・高校1年生男子・女子の3つの種類の合宿が設定され、全国16カ所で開催されています。

２０１１年12月、久里浜医療センターのスタッフが現地に入り、テグ・メトロポリタンユースセンターで行われたレスキュースクールを見学。当地では4年目の開催で、3年目までは夏のみの開催でしたが、父母からの強い要望があり、冬にも開催されることになったそうです。

レスキュースクールの運営母体は、中央省庁の青少年福祉院。そこに青少年相談センター、教育委員会、市など、地域全体の機関が連携し、開催しています。予算は中央省庁が出しており、参加する個人の負担は10万ウォン（約9000円）ほどで、これは実際にかかる費用の10％未満の額。こうした費用補助があるため、低所得層の子どもの参加が多いのも特徴です。

開催する施設の規模にもよりますが、1回の参加人数は最大30名ほどの募集で、見学に行った際のテグ・メトロポリタンユースセンターでは16名の男子中学生が参加していました。ただし、韓国でも自分から参加を希望してくるケースはまれで、大部分の参加者は親や先生に連れられてくるとのこと。このあたりの事情は日本と変わりません。

ちなみに、参加希望者は誰もが参加できるわけではなく、まずは精神科を受診。そこで、プログラムへの参加が必要な状態と診断を受けた場合、参加が可能となる。つまり、ネット依存が軽症の人は外し、重症な人を中心に受け入れているわけです。

	12	13	14	15	16	17	18	19	20	21	22	23
	火	水	木	金	土	日	月	火	水	木	金	土
7:30-8:00		点呼	点呼	スキーキャンプ		点呼	点呼	点呼	点呼	点呼	点呼	点呼
8:00-9:00		朝食	朝食			朝食	朝食	朝食	朝食	朝食	朝食	朝食
9:00-10:00		運動 洗濯 荷物 整理	運動 洗濯 荷物 整理			運動 洗濯 荷物 整理	運動 洗濯 荷物 整理	運動 洗濯 荷物 整理	運動 洗濯 荷物 整理	運動 洗濯 荷物 整理	運動 洗濯 荷物 整理	運動 洗濯 荷物 整理
10:00-11:00		集団1	集団2			集団3	集団4	乗馬体験	集団5	集団6	集団7	父母教育
11:00-12:00												
12:00-13:00		昼食	昼食			昼食	昼食	昼食	昼食	昼食	昼食	結びの会
13:00-14:00	お迎え及び受付	個人相談 代案活動	インターネット中毒映画制作1			個人相談 代案活動	自分歴2	伝統遊び&ミッション99.9秒	個人相談3 代案活動	ジャグリング	総合ダンス公演リハーサル 家族相談	
14:00-14:30	開会											
14:30-16:00	メントとの交流											
16:00-18:00			インターネット中毒映画制作2				ロッククライミング	総合ダンス		マジック		
18:00-19:00	夕食	夕食	夕食	スキーキャンプ	料理キング	夕食	夕食	夕食	夕食	夕食	同伴者との出会い	
19:00-20:00	開かれた体験の場	ハンドベル	自分歴1			インターネットと性	工芸	演劇1	演劇2	演劇3	発表会	
20:00-21:00												
21:00-21:30		瞑想	瞑想			瞑想	瞑想	瞑想	瞑想	瞑想		
21:30-22:00	点呼・就寝	点呼・就寝	点呼・就寝	点呼・就寝	点呼・就寝	点呼・就寝	点呼・就寝	点呼・就寝	点呼・就寝	点呼・就寝	点呼・就寝	

レスキュースクールのタイムスケジュール一覧
（久里浜医療センター HP より）

ただし、重症の子の中には、カウンセラーが本人の家に会いに行って合宿への参加を促しても、「2泊くらいなら参加するが、11泊12日もゲームをしないでいると、ゲーム内の地位が下がってしまう。長すぎる」と言って、参加を拒否するケースなどもあるようです。

見守ってくれるボランティア大学生たちの存在

そして、このレスキュースクールの中で最も重要な役割を果たすのが〝メント(mentor)〟と呼ばれる、ボランティアの大学生の存在です。彼らは兵役を終え、集団活動に慣れた大学生で、参加者2、3人に1人のメントが付き、合宿の間、24時間ずっと付きっきりで行動をともにします。文字通り、寝る時も、トイレに行く時も、講義などを受ける時も付き添い、参加者との距離を縮めていくのです。

これは参加者が11泊12日という長期間の共同生活から逃げ出さないようにするためでもありますが、むしろ、コミュニケーションスキルの向上に重点が置かれています。メントと仲良くなり、信頼関係を築き、言いたいことが言えるようになること。メントとの関係を通して、何かあったらすぐに人と対話できる力を身につけることが主な目的となっているのです。

参加者は共同生活の間に、精神療法、音楽や絵画のアートセラピー、陶芸、太鼓などの作業療法、ダイビング、ロッククライミングなどの運動療法を行う一方、ネットに替わる楽しみとなる読書などの代替活動についても提案。カウンセラーやメントによれば、1週間ほどで参加者に変化が見られるといいます。

また、レスキュースクールはそれだけで完結したプログラムではなく、〝3カ月間同伴者プログラム〟という一連のプログラムのスタート部分に当たります。

11泊12日の合宿終了後も、3カ月間は週1回、カウンセラーが家庭を訪問。事後面接を受けることが必須となっています。カウンセラーだけでなく、メントもレスキュースクール終了後、本人と3回ほど会う機会を作り、一緒に過ごすことになっています。こうした継続的な働きかけによって、ネットの使用が合宿参加前の状態に戻ってしまっていても、もう1回やり直そうという気持ちになる子もいるようです。

一連のプログラム終了後の目標は、ネットを完全に断ち切る、ネットの使用時間を減らすといったことよりも、他人と対話ができるようになることと定められています。これは、対社会力をつけることでネット使用時間を自ら調節する力をつけられるという考えから。根底には「ネット依存は、ネットそのものが問題ではなく、本人や家族の抱えている問題がネット依存というかたちで出てきている。最初にある問題こそ、問題である」という視点があります。これは私たちの治療目標とも重なるものでした。

しかし、まだまだ治療法の確立すら手探りの状態にあるのが、ネット依存の現状です。2013年5月31日に私どもが横浜で開催した第2回「インターネット依存国際ワークショップ」では、韓国だけでなく台湾の高雄市サイアカン病院、ベルギーのカトリック・ルーベン大学心理科学研究所、タイの国立メンタルヘルスセンター・シリラート病院からも専門家が来日。活発な意見交換を行いましたが、現状では韓国の取り組みがもっとも進んでいるという状況です。

それでも世界各国で行われているネット依存に関する調査研究を共有していくと、国境を越えても存在する問題は、本書でこれまで述べてきた問題点と共通していました。ポイントは、いかにネットの使用時間を減らし、普通の生活を取り戻しながら、社会に復帰していくかにあります。

また、生活改善と依存の治療、コミュニケーションスキルの訓練を通して、こうした問題解決のためには医療、行政、教育機関との連携した調査、治療や予防プログラムの開発、社会への啓発が不可欠。日本でも一刻も早く治療への枠組みを作っていく必要があります。

本人の自覚が治療の出発点

私の長年の専門であるアルコール依存や薬物依存、たばこ（ニコチン）依存などでも、依存対象の摂取をやめることがひとつの明確なゴールになります。しかも、これらの依存は続けていると確実に身体を蝕《むしば》むので、本人にゴールを設定してもらいやすい。

ところが、ネット依存は事情が異なります。今後、私たちの生活からネットがなくなることはなく、むしろ今以上に密着していくことでしょう。便利なサービスは使っていかなければならない。そうした環境の中で、ゲームだけ、SNSだけを遮断《しゃだん》するのは容易なことではありません。

本人が利用するサービスを限定する、使う時間帯を決めるといったルールを作り、うまく付き合っていくしかないということにもなります。どんな依存症の治療も、出発点は「本人の自覚」からです。

本人の自覚なしに、単にネットやゲームを取り上げても拒否反応が出るだけで、何の解決にもなりません。治療を受けるにしても、NIPを体験するにしても、入院するにしても、やはり本人の自覚がなければ、効果が出ないのは過去の依存症治療から明らか。その時、患者さんの助けとなるのは、やはりネット依存というものを理解した家族の存在です。

次章では、ネット依存のお子さん、兄弟、配偶者、親などを抱えた家族の皆さんがどのように対処すべきなのかについて考えていきます。

第4章

家族・身近な人はいかに対処すべきか

家族の対応も変える必要がある

家族がネットばかりしていると、当然、周囲は本人の変化に戸惑い、心配になってきます。戸惑いや心配は、「早く寝なさい」「ゲームをやめて」「ごはんを食べなさい」など、怒りの感情を含んだ言葉になりがちです。しかし、すでにネット依存の状態にある本人は、こうした家族の訴えを聞いても「うざい」「うるさい」「ほっといて」と言って、ネットをやめることはありません。

それでも家族がやめるように迫ると、暴言や暴力に発展することもあり、次第に腫《は》れ物に触るような扱いになっていきます。言っても仕方がない、いつか気づくはずだ、本人の責任だ、と。ただし、遠巻きに眺めるようになっても心配する気持ちがなくなることはなく、家族は心身ともに疲れていきます。

そこにあるのは、「ネットばかりしている本人」→「苛立《いらだ》つ家族」→「戸惑いや怒りが言葉になる」→「本人がキレる」→「家族は黙ってしまう」→「ネットの利用は続く」という悪循環です。

この流れを断ち切るためには、本人が変わることはもちろん、家族の対応も変えていかなくてはいけません。たとえば、心配な気持ちをストレートにぶつけても、何も解決しません。かといって、放っておけば本人は見捨てられたように感じてしまいます。では、家族の対応としてどのような言動を心がければいいのでしょうか。

家族の側にしてみると、ついついネット依存となっている本人の生活ばかりに目が行きがちです。しかし、本人は家庭や学校、職場に何か問題を感じていて、その避難場所としてネットの世界に没頭しているのかもしれません。

本人にとってネットがどんな意味合いを持っているのか。戸惑いや心配ではなく、別の視点から原因を探ることも必要です。1日にオンラインゲームを十数時間プレイしていることが、本当に単なる娯楽としての遊びなのでしょうか。何かつらいことからの逃避かもしれません。挫折感を拭《ぬぐ》うため、自分に自信を持つための代償行為という場合もあります。

まずは家庭内の状況を改めて見つめ直すことです。自分を責める必要はありませんが、家族をネット依存に向かわせた理由があるのであれば、改善していかなければなりません。

「このままではいけない」と気づくのが遅すぎることも

また、ここまで本書でも述べてきたように、依存する人が大人ではなく、子どもに多いのがネット依存の特徴です。アルコール依存や薬物依存は、主に中高年の問題でしたが、ネット依存は10代、20代が中心。ここに治療の難しさがあります。

たとえば、私は長年、アルコール依存症の治療に携《たずさ》わってきましたが、どんな人がアルコールに依存しやすいか、少しずつ明らかになっています。第一に、生まれつきお酒に強い人。これは明らかで、酒に弱い人は依存症にはなりづらい。第二は、注意欠陥・多動性障害などの重複障害がある人。第三は、反社会的傾向のある人です。向こう見ずで衝動性が高く、怖いもの知らず。そういうパーソナリティの人は、アルコールについても恐れを持たず、飲みすぎてしまうのです。また、脳波を見ると、脳の活動性の高い方がアルコール依存症になりやすいともいわれています。こうした見方は、長い間の研究の蓄積によって明らかになってきたことです。

しかし、ネット依存はまだ研究そのものが始まったばかりです。しかも、患者さんの

70％は未成年者。彼らは今まさに発達段階にあります。すると、ネットに依存している現在の状態が本来の彼らなのか。あるいは、階段の踊り場にいるようなもので、自然と収まっていくのか。仮に2年後にほとんどの子がネットをやらないのであれば、それは依存症とは呼べない。しかし、診察している限り、そういう軽度な病《やまい》ではない。では、10年後も依存は続いているのか……。結局、よくわからない部分があまりにも多い。それでも治療すべきだと思うのは、ネットが彼らの人生を台無しにしている現実があるからです。

私たちがネット依存の治療を開始したばかりの頃、家族とともに当院を訪れたある20代後半の患者さんは、10年近くオンラインゲームに深く没頭。自室にひきこもる暮らしを続けていました。ようやく本人が「このままではいけない」と思い、治療の道を選択。幸い、本人のゲームから離れたいという意志が強く、症状はスムーズに解消していきました。それはとても喜ばしいことです。

ところが、いざオンラインゲームから離れ、社会に出ようとした時、大きな壁にぶつかりました。彼は10代後半から20代後半まで、その大半の時間を社会的には何もしないまま過ごしてしまったのです。バイト経験もなく、履歴書の空白は埋まらず、就職活動もままならない。こうした状態から社会に参加していくのは、本人にとって非常に困難なことです。できれば、そうした苦しさは味わってほしくない。これは私たち医療者も、家族も同じ気持ちでしょう。

ネット依存とひきこもりのどちらが先かで問題は異なる

また、私たちが診ている人のほとんどは、ネット依存が始まってからひきこもっているケースです。なかには、ひきこもりから始まってネットへの依存がひどくなっていった事例もありますが、この2つは似ているようで大きく異なります。

というのも、ひきこもりになるのは、ひきこもるだけの原因が先にあり、それがネットとは限らないということ。何らかの理由でひきこもったものの、することがない。手っ取り早く時間を潰せるものが、ネットだった。それで、ネットの利用時間が延びていく。こういう患者さんは、ネット依存が治療によってよくなっても、ひきこもりという問題は解決しません。

一方、ネットへの依存から結果的にひきこもってしまったケースは、治療によってネット依存が改善されれば、また外に出て活動を始めることができます。だからこそ、多くの時間を失う前に治療へとつなげたい。その時、キーパーソンとなるのはやはり家族です。未成年の患者さんのほとんどは親元で暮らしています。そして、これまでのところ、当院での治療のきっかけとなったのは、心配した親からの連絡というケースが大半を占めます。

そんなご両親たちの戸惑いは、次のような点に集約されています。

・この子はネットで何をしているのだろう
・子どもが考えていることがわからない
・こんなことで困っているのは、わが家だけだろうか
・どうしたら、変わってくれるのだろう
・この子の将来はどうなるのだろう

典型的な事例として、動画サイトを見ることに依存し、学校も休みがちとなっていた高校生Wくんのケースを紹介したいと思います。彼のご両親も我が子の変化に戸惑い、久里浜医療センターに相談。初診時にはWくん本人を連れてくることができず、お母さんが沈痛な面持ちで当院へとやってきました。インテーク時、お母さんに「どのような

問題が生じているのか」を聞くと、堰《せき》を切ったように戸惑いが言葉となって出てきました。

「息子が利用しているのは主にパソコンなんですが、他の子のようにオンラインゲームをやっているようではないんです。ＹｏｕＴｕｂｅやニコニコ動画のような動画サイトを見続けています。『やめなさい』と言うと、『眠くないから時間潰しに見ているだけ』と答えるんですけど、結局、明け方になり、起きるのが昼になり、学校にも行けなくなる。そういう悪循環に陥っています」

動画サイトを見て、合間に家庭用ゲーム機でゲームをし、昼夜が逆転。１日のスタートが昼過ぎになり、夕方に朝食を摂り、夜に活動する。お母さんの希望は「生活リズムをどうにか戻して、学校にも行ってほしい」というものでした。

「相談したスクールカウンセラーからは、『ネットをやっちゃダメだ』とは言っちゃいけないということで。生活に支障をきたさない範囲で、コントロールできるようになってほしい。まったくネットを使わないというのも、今の時代、現実的ではないとも思うので……」

家族が抱く、共通した心配事

「学校にも行ってほしい」と願っているWくんのお母さんもそうですが、戸惑いの次にやってくるのは具体的な心配事です。「なぜ、ネットに?」「どうして、やめてくれないのだろう?」という疑問から、その影響を心配する気持ちが募っていく。これが家族の心情の1つの流れとなっています。

これまでお子さんがネット依存に陥ったケースでご両親から聞かれた心配事は、次のように集約できます。

・学業に影響が出ていて心配
・無駄なお金を使いすぎている
・無駄な時間を使いすぎている
・友人との付き合いが減ったように見える
・家族との会話が減った
・外に出ることが少なくなった

・食事や睡眠を摂っていない
・本人に問題意識がないように見える
・「死ね」「うざい」「うるさい」など、言葉遣いが悪くなった
・すぐに怒り、キレやすくなった
・暴力、暴言が恐ろしい
・殺伐としたゲーム内容は心に影響しないか
・もっと生産的なことをしてほしい

そこで、親が心配し、パソコンやゲーム機、スマホを取り上げるとどうなるか。子どもたちが親に暴言や暴力を振るい出すだけでなく、ゲームを続けるためにネットカフェで無銭飲食して補導されたり、パソコン機器などを万引きして捕まったりするケースも出始めています。

また、第1章で紹介したオンラインゲームに依存していたT君もそうですが、自主的に来院する子どもはまずいません。Wくんのように頑なに来院を抵抗し、親だけが先に相談に来て、後日、本人が現れることも時々あります。いずれにしろ、初めての診察時は親に引きずられるように連れてこられる。しかも、来院するタイミングはちょうどネ

ットがおもしろくて仕方のない時期です。

当然、診察室で顔を合わせる子どもたちの大半はひどく不機嫌な状態のまま。そういう子どもたちと治療で向き合うのは容易ではありません。医師である私たちも心身ともに消耗します。それでもネット依存の治療を受けられる医療機関が少ない中で、診療室までやってきてくれたこと。そのきっかけを作ってくれたご家族に感謝して、治療に当たっています。

成績優秀な子どもたちほど、ネット依存に陥りやすいのか？

すでに述べましたが、今のところ、当院に来院する子どもたちの多くは中高一貫校や有名大学に通う学生です。こうした話を取材にやってきたメディアの皆さんにすると、「成績優秀な子どもたちほど、じつはネット依存に陥りやすいのですか？」と聞かれます。しかし、私はそうではないと見ています。ネット依存はまだまだ実態が知られておらず、ましてや久里浜医療センターのような治療施設があることも伝わっていません。

そんな中で当院に来院してくださるのは、今のところ、教育熱心な家庭で育った子どもたちに偏っている。情報にアンテナを張っているご両親が当センターの存在を自分で見つけ、連絡してきたというのが大半です。いわば、私たちが診ている未成年の患者さんたちは、氷山の一角。その一角が現時点では、中高一貫校や有名大学に偏っているだけです。

ネット依存は誰にでも可能性があり、未成年層にどこまで広がっているのか。その実態は誰も把握できていません。最初に彼らの変化に気づくことができるのは、学校の教師や友人ではなく、同じ屋根の下で暮らす家族です。

一方で、家族の苛立ちを助長しているのは、子どもたちの自覚の乏しさです。

SNSの場合、フェイスブックの「いいね！」やツイッターの「リツイート」など、自分の意見がみんなに広がっていく喜びもあります。これは大人も同じですが、誰かに褒められたい、認められたいという承認欲求には際限がありません。特に現実の世界の中で、自分の価値や居場所を見出せないままでいる子どもにとって、ネットの世界はやさしく受け止めてくれる場にもなっているのです。

そして、オンラインゲームには、ネットの世界にログインした途端、自分と同じようにゲームを楽しんでいる仲間がたくさんいます。すると、毎日のように長時間プレイしている自分が、どこかおかしいという感覚を持ちづらく、これが普通だと錯覚してしまいます。家族から叱咤《しった》されても、自分のせいで家の中の雰囲気が重苦しくなっていても、「問題だ。何とかしなければ」という意識にはなりにくい。これがスマホへの依存に移っていくと、もはや生活の一部なだけに、ますます自覚がなくなることでしょう。

ご家族に提案する8つの対応

では、そんな子どもたちにどのように対応していけばいいのでしょうか。私ども久里浜医療センターでは、依存症治療の経験によって培ったノウハウから、ネット依存に悩むご家族の皆さんに、次のような8つの対応を推奨しています。

1．取引しない・駆け引きしない

1時間勉強したら、2時間ネットをしてもいいなど、〇〇をしたら、〇〇をしてもいいという取引、駆け引きは一時的な問題解決にしかなりません。子どもたちからの要求は徐々にエスカレートしていきます。

2．一貫した毅然《きぜん》とした態度

継続的に「このことについては親として譲らないぞ」という態度を取ることも大切です。その日の気分で許容や拒絶をしないようにしましょう。今まで大目に見ていたのに、急に厳しくするようなことは逆効果。とはいえ、突然、毅然とした態度を取り、継続していくのは難しいもの。「ここは譲れない」という線を決め、一貫した態度を崩さぬよう踏みとどまることです。

3．一喜一憂しすぎない

「今度はうまくいく！」と思ってうまくいかなかった時のショックは大きいものです。症状の回復は一直線ではなく、「成功」「失敗」を繰り返しながら、次第に上向きに「うまくいく」ことが多いものです。期待が大きすぎると落胆も大きくなりますから、意識的にゆったりと構えるよう心がけましょう。

4．1人で判断しない

小さなことでも自分では受け止めきれないと感じる問題が起きたら、誰かに相談するようにしましょう。相談する先は、定期的に受診している医師やカウンセラーが望ましいですが、信頼のおける家族や友人でもかまいません。1人では対応できないことも、知恵や経験を集めれば、結果として起きるさまざま問題を、一緒に予測していくことができます。

5．ネットについての学習を続けましょう

子どもたちが依存しているネットについて学習していくことはとても大切です。用語、仕組み、ゲームやサービスの種類はもちろん、そのおもしろさについて関心を持ってください。「敵」であるネットを知り、「己」を知れば……です。子どもが依存しているのは、どんなゲーム？　どんなコミュニティー？　など一つ一つ知識を増やしておくと、余裕を持って話ができます。そして、子どもたちも「そんなことまで知っているんだ。話せばわかってくれそう」と感じてくれるかもしれません。共通の話題、ネット特有の言葉が通じるようになれば、子どもからのSOSを察知したり、相談もしやすくなります。

6．「私は……」で始まる「Iメッセージ」で話しましょう

「あなたは○○」「○○だから、あなたは」といった伝え方は、無意識のうちに責める口調になりがちです。「いい加減、もうやめなさい」ではなく、「私はあなたの健康が心配です」と具体的に。「私は心配している」「私は戸惑っている」「私はこう思っている」

など、私から始まる自分目線で話すと、同じ内容でもぐっと口調が柔らかくなります。自分としては子どもを心配してかけたはずの言葉が、「嫌みか」と被害的に受け止められ、感情を込めて真摯《しんし》に伝えたつもりの言葉が「怒られた」と誤解されることもあります。言葉の誤解は悲しいことですし、修正にも疲れます。

本人には、家族が病院に付き添っている時、どのような気持ちでいるのか。受診した際の医師とのやり取りから感じたことなどを伝えてください。そのうえでそれとなくネット依存に関する資料をリビングに置いておくのも良いでしょう。本人は、家族が病院でどんなことを言われたり、感じたりしたのか、自分のことをどう思っているのかなど、家族の言動に、より敏感になってくるものです。そこで、「私は、こう感じた。あなたはどう?」など、一呼吸おいての「私は」で始まる「Iメッセージ」の活用をお勧めします。

7. 仲間をつくる

同じ立場の家族の体験談は気持ちの整理になります。またあなたの何気ない体験談が他の家族を救うことも多いです。仲間は心の支えにもなります。久里浜医療センターでは、「ネット依存家族会」を開催していますので、ぜひご活用ください。家族会などでリフレッシュし、見守る家族の側が元気を充電するのはとても大切なこと。また、他の家族の体験談が、治療の大きな助けにもなります。

8．家族で同じ対応を目指す

家族全体で「統一戦線を張る」イメージで同じ考え方で態度を示していきましょう。依存の理解不足による家族の安易な言動は依存を助長しかねません。子どもは問題を軽視している家族をむしろ利用して益々ネットにのめり込んでいきます。

以上、8つのポイントを紹介しましたが、一番大切なことは本人との話し合いを続けることです。非難せず、見放さず、お互いに理解し合えるよう努力していく。それが依存を深めないための防護壁となります。

親戚にも打ち明けられない。「親が悪いから」と言われそう……

当院が2011年12月に立ち上げ、月に2回ずつ開催している「ネット依存家族会」は、ネット依存に苦しんでいるご家族が集まり、それぞれの体験や悩みなどを話し合い、一緒に解決の道を探っていこうという集まりです。会では、ネット依存治療部門（TIAR）のスタッフによる講義と、家族の体験談やスタッフを交えての意見交換を行います。

講義のテーマは、「インターネットの世界、ネット上のサービスと用語」「依存とは何か」「ネット依存について、その症状、治療、回復」「ケータイとネット依存」「家族の正しい対応」「否認とその対応方法」「10代の子どもの自己の発達」など、多岐にわたります。

家族会に参加するためには、当センター通院中のご家族であることを条件としています。参加費は1050円。また、ご家族の皆さまがお互いに安心して話し合いができるよう、参加の際には次のルールを設けています。

1．会の中で話された内容は一切、会場外では話さない
2．他の参加者の批判はしない
3．お互いの日常生活やプライバシーを尊重し、会場以外でのやり取り（たとえばメールや電話など）をしない

ほとんどのご家族はネット依存となってしまったお子さんを抱えながら、「こんな家

は世界でひとつしかない」と思い込んでいます。特に子どもたちと長い時間を過ごしているお母さんたちは、心配から視野狭窄《きょうさく》になりがちです。勉強ができたあの子が、運動ができたあの子が、素直だったあの子が……と。納得のできる原因を求めて、「私の育て方が悪かった」「父親が子育てに参加していないからだ」などと、いろいろなことへ想像を広げていってしまうわけです。

ところが、家族会に来てみると、あちらもこちらも形態の違いこそあれ、同じような悩みを抱えている。「いっぱいいいるんだ」と知るだけでも、ホッとします。実際、家族会に参加した方からは、こんな意見が出ています。

「私は家族会に何回か参加させてもらい、気が楽になりました。お互いの状況がわかるので、気持ちを共有できる。自分の家だけが大変じゃないと知る安心感は大きいです。それで問題が解決するわけではないですが、親のこちらがまいっていては子どももつらいだろうと思うので。おたくはどうしている？　こうやってみたよ、そしたらこうだったよ、とか、そういう情報交換ができるのはとてもありがたいですね」

逆に、家族の中に問題があることを周りに言うのが恥ずかしい。だから、誰にも助けを求めることができない。親戚に打ち明けたら、笑われるかもしれない。あるいは、

「親が悪いから、ああなったんだ」と非難されて終わってしまうかもしれない。誰もが体面は気にしますから、結果的にどこにも相談できないまま、殻の中に閉じ込もり、親子関係だけがどんどん煮詰まってしまう。これは心身ともに疲弊するだけでなく、非常に危険な状態です。

一度でも家族会に参加してもらえれば、少なくとも煮詰まった状況に新鮮な風を送り込むことができると考えています。殻に穴が開くだけでも、今までの親子間を覆《おお》っていた圧力のようなものが下がり、客観的に家族の状態を見ることができるようになります。すると、物事がうまく運び始める。会では、同じ問題を抱える家族同士がＴＩＡＲのスタッフを交えた安心できる環境で、お互いの体験談やスタッフによる講義と意見交換を通じて、気持ちを分かち合うことができます。

そして、問題の解決に向けて意見交換、ネット依存に関連する最新の情報交換、ネット依存についての知識の習得、家族の対応や子どもの心について理解を深めながら、それぞれのご家族の問題解決の道を模索していきます。もちろん、親子関係というのは長い時間をかけて築かれてきたものですから、短期間で結果が出るものではありません。

ですから、家族会だけでなく、外来に通ってきてもらっている間に、「昨日、こんなことがありました」というお話に対して、「そういう時はこういう対処をしてください」と、ひとつずつ具体的なエピソードとしてアドバイスも続けていきます。その繰り返しの中で、家族もネット依存に悩む本人との対話の仕方を少しずつ身に付けていく。少なくとも親子だから黙っていても伝わるという考えだけは、捨ててもらわなければなりません。関わり合って、変容していく。だから、治療には時間がかかるのです。

父性が見えない家庭が危ない

日々の診療や家族会を通して感じているのは、ネット依存の子どもたちのいる家庭に共通する、ある問題点です。

それは父性の欠如、ないしは父性の不在です。昔から指摘されている古くて新しい問題ですが、治療に当たっていると、子育てはすべてお母さん任せで、お父さんの顔が見えてこない。子どものネット依存に頭を悩ませるお母さんの気持ちを、お父さんが受け止めていない。もちろん、子どもとの対話も希薄で、ネット依存への理解にも非協力的で、家族会にも参加してくれない。各家庭における、そんな父親像が浮かび上がってきます。ご両親がそれぞれの役割をきちんと果たし、子どもを見ているようなケースは比較的少ないかもしれません。

もちろん、これは統計的に明らかになっていることではなく、あくまでも1人の治療者としての感覚です。それでも離婚して母子家庭となっている、お父さんが単身赴任している、仕事が忙しくほとんど家にいないなど、父性があまり見えない家庭が多いのは事実です。

こうした父性の欠如がネット依存とどのように関係しているのか。関連性を明確にするためには、今後の研究が欠かせません。現時点でいえることは、規制する力の不足が考えられます。具体的には、お子さんをネット環境から引き離す際、お父さんの力があるとないとでは、家庭内での迫力が変わってきます。

特にお子さんが暴言、暴力を振るう状態にある時、反抗を力で抑止できることは大きな安心です。また、お母さんとお子さんという1対1の関係では、感情のぶつかり合いになり、煮詰まってしまうケースが多々あります。そこにお父さんが入り、三角形を作るだけで家族の状況が好転しやすい。単身赴任で家庭から離れているとしても、重要な通院時だけでも休みを取って病院まで足を運んでもらう。子どもたちは、そういう姿勢を見るだけでも、安定します。

これは家族の中の微妙な問題ではあります。しかし、お父さんが子どもにしっかりとした影響力を持っているかどうかは非常に重要です。もし、皆さんのお子さんがネット依存に陥ってしまった時には、本人を責める前にまずは家庭内の状況を見極め、変えられる点は改善していくよう、心がけてください。

父親の介入でプチ家出が止まる――高校生Yさん

父性の欠如で思い出すのは、つい最近まで通院していたYさんという、有名女子高校に通うネット依存の患者さんです。彼女は会員同士でチャットやショートメッセージなどをやり取りできるブログサービスにハマり、プチ家出を繰り返していました。

家出先は同じブログサービスを利用している、ネット上で出会った友だちの住む街や家です。最初に当院へ相談に来たのは、彼女のお母さんでした。夜中までパソコンやスマホを使って何かをしている娘に戸惑っているうち、本人は学校を無断で休むようになり、次第に遠出を繰り返すようになっていったのです。

娘を心配するお母さんの相談に対して、お父さんは「一時的なものだろう」と真剣に取り合いません。むしろ、叱りつけることで娘から嫌われるのを避けたがっている様子だったそうです。

同じように、子どもから嫌われることを恐れる親が、言われるがままにパソコンを買い与え、ゲームを買い与え、電子マネーをチャージしてあげる。朝昼晩の3食を2階の子ども部屋に運ぶ時以外は、「生活音がうるさくてゲームに集中できない」と2階に上がることを禁じられたという例もあります。しかも、この家ではそこまでされても、父親は怒らずに静観していました。

こうした友だち親子的な遠慮は、子どもの要求をエスカレートさせ、本来、必要な愛情を不足させる。その結果、逆に子どもを孤立させてしまうケースが少なくないように思います。

結局、Yさんの場合も、娘とのコミュニケーションの窓口はお母さんしかなく、徐々に本人の行動はエスカレートしていきました。夏休みには無断で四国の友だちを訪ね、しばらく帰ってこないという事件も起こります。不安を感じたお母さんは娘のパソコンを開き、ブログサービスを介してやり取りしているメッセージを確認。そこには娘が発した親への不満だけでなく、家出を勧める友だちの返事や援交を持ちかけるメッセージもありました。

そこで、ようやく危機感を抱いたお父さんも休みを取って、Yさんの通院治療に付き添うようになります。ここからの回復は順調なものでした。親子3人が同席しての診療を通じて、なぜ、Yさんがブログを通じて知り合った人のところを訪ねていたのか、本人の行動を否定するのではなく、ネット依存になっていった理由を探っていくと、家庭内でのコミュニケーションの希薄さが原因として浮かんできました。その点を踏まえ、お父さんが積極的に関わるようになったことで、Yさんの状態は安定。学校にも復帰し、ブログサービスの過剰な利用も減っていきました。

この事例は治療がかなりスムーズに進んだケースで、例外的かもしれません。しかし、父親の顔が見える家庭とそうでない家庭では、子どもたちの心にできる隙間に少なくない差があるように感じています。ここでいう父性とは、威圧的に威張《いば》り散らすことでも、友だち親子のように付き合うことでもなく、いざという時に支えとなり、家庭の秩序を守る重石《おもし》のような役割。子どもたちを取り巻く環境が大きく変わったからこそ、昭和の頑固オヤジのような存在感が求められているように思います。

いきなり回線を切ってしまうと失敗する

家族の働きかけによって、ネット依存となっている本人が現状を変えたいという思いを認めたタイミング。ここが治療の重要な分岐点となります。本人が変わりたい、治したいという意欲を持ち始めると、家族は成果を急ぎすぎてしまう傾向があります。しかし、ネット依存の治療は生活習慣の改善を伴いますから、時間がかかります。そこで、脱ネットを進めていくうえで、家族の皆さんに注意してもらいたい点が3つあります。

・本人にとってネットは重要な意味を持つということを理解する
・ネットの接続をいきなり切らない。切断する場合は話し合い、本人が納得したうえで
・話し合いの場で、本人は悪くないと伝える。自己否定感を深めないよう、気を配る

たとえば、脱ネットということでいきなり回線を切ってしまう家族もいます。しかし、これはほとんどのケースでうまくいきません。本人は自分にとって大切なモノをいきなり取り上げられたと感じ、ひどく暴れてしまうこともあります。一方的に切断するのではなく、話し合うこと。また、仮に回線を切ってそれを本人が受け止めても、納得

していなければ、意味がありません。家から出てネットカフェに行くこともできますし、外の施設で料金のかからないＷｉ－Ｆｉを使うなど、いくらでもネットを使うことができます。

もちろん、脱ネットということを考えれば、パソコンやスマホなどの電源を切ってしまい、そのまま触らないことが一番です。しかし、普段の生活を考えれば完全に断ち切ることはほぼ不可能。日頃の連絡や勉強、仕事に支障をきたします。そこで、ネットに関しては使用時間を段階的に減らし、他の何かに置き換えていくべきです。

たとえば、1日10時間近くオンラインゲームをプレイしていた患者さんならば、5、6時間を第一目標にします。そして、減らした時間は、より正しくは、ネット以外の活動を始めて、その結果としてネット時間が減るように仕向けてゆく、といったほうがいいでしょう。

しかし、ネットの代替え活動を探すのは実はかなり大変な作業です。なぜなら、ネットゲームなどの依存対象は、彼らにとって至上のものだからです。今までの経験では、短時間のアルバイトや本人の得意とする部活などは、受け入れられやすい代替え活動といえるでしょう。もし、本人に音楽、楽器、読書、手工芸などの趣味があるのなら、積極的に活用します。その後、2、3時間に減らし、週に1日はネットを使わないゼロネットデーを作り、スポーツ、旅行など、家族以外の人とのコミュニケーションが増えるアクティビティを追加していきたいところです。

こうしたステップを踏み、生活習慣が安定したら、本来やるべきことである勉強や仕事の時間を増やし、自分への自信を回復させていきます。というのも、基本的に依存症の患者さんというのは、治療に取り組み始めた時点では自己否定感が強い状態にあります。それまでの自分の行いによって、周囲の人の中で評価が落ちているに違いない。生きている価値もないのではないか……とすら考えています。

このままでは新しいことをやろう、自分を変えていこうというエネルギーが出てこない。そこを支えるのが、家族であり、私たち医療者です。ネットの利用時間が3分の2になったら、その成果をしっかりと褒めてあげること。1日1時間の散歩を続けているなら、日に焼けて健康的な容姿になったことに気づいてあげる。そういった一つ一つの反応が、本人にとって変化への動機付けとなっていきます。

自己否定感を自己肯定感へと促していくこと。それなしに、周囲が転校や転職を勧めたり、気分転換の旅行を提案したり、ネット以外の楽しみになると趣味を押しつけたりしても、効果は期待できません。本人の中のモチベーションが高まらなければ、周囲のがんばりは空回りで終わってしまいます。外堀を埋めるのではなく、本人の気持ちに寄り添い、心へ働きかけることをイメージしていきましょう。

使い始めが肝心。約束のポイントは「子どもに独占させないこと」

多くのお子さんが最初に触れるのは親のパソコンです。その後、自分のパソコンが欲しくなり、親が買い与えてしまうというのは今の時代、仕方がないことかもしれません。あるお父さんは、高校生になった息子から「今まで貯めてきたお年玉でパソコンを買いたいからいい？」と聞かれ、「やる気があるな」と許したところ、後悔することに。家に届いたのは、オンラインゲームをプレイするのに適したゲームパソコンと呼ばれるパソコンで、それをきっかけにネット依存が始まったというエピソードを打ち明けてくれました。

ネット依存の予防という面を考えた時、子どもからケータイやスマホ、パソコンが欲しいと言われた際、どうするか悩む方は多いと思います。ネットの害を考えれば持たせたくはない。しかし、今の社会ではパソコンも使えないようでは、将来の職業選択の幅も狭まってしまいます。学校でもタブレットが配布される時代ですから、親としては子どもが「やってみたい」と言い始めると簡単には止められません。

また、小学生向けのスマホや幼児用のアプリも続々と登場しています。街を歩けば小学生がスマホ片手にＬＩＮＥを使い、２、３歳の児童にｉＰａｄを与えている親もいます。こうしたデジタルネイティブ世代の子どもたちとネット依存の関係がどうなっていくのかはまだわかりません。それでも子どもが好き勝手に使える環境を放置することは、好ましいとはいえないでしょう。

子どもたちは手にしたその日から、すぐにスマホやパソコンを使いこなし、大人や親よりも詳しくなるでしょう。ＩＴ機器を駆使して、友だちとのコミュニケーションを深めるだけでなく、最新のゲームや音楽、動画に没頭したり、新しいネット上のサービスを発見したり、大人が予想もしなかった、高度で複雑な用途に用いるかもしれません。

ＩＴ機器を持つのは普通のことです。しかし、しっかりと子どもとの間でルールを作ること。ネットのプラス面、マイナス面を伝え、使い方についてよく話し合ってからが基本です。依存の危険があることも含め、子どもとよく話し合いましょう。

具体的には、「料金の限度を決める」「出会い系サイトなどの有害サイトを利用しない」「ブログやプロフィールサイトなどを作らない」「掲示板などへの書き込みをしない」「利用時間の限度を決める」「夜の終了時間を決める」「パソコンは居間に置く」「夜、スマホは親に預ける」「オンラインゲームはやらない」「約束を破ったら1日使わない」など。重要なポイントは子どもに独占させないことです。

自動車やバイクなど、便利な反面、大きな危険がつきまとう乗り物には免許制度があります。ネットも同じように便利で役立つ反面、デメリットがあります。にもかかわらず、ネットには免許制度もなければ利用者をやりすぎや依存から守る制度や仕組みもありません。子どもに与える影響もよくわからないまま、「自分も便利に使っているから役に立つだろう」と考えるのは早計ではないでしょうか。

ネットの向こう側には、危険な依存の問題が潜んでいる。ごく普通の人々が、ネット依存に陥るまでの時間は想像以上に短いものです。自分や家族だけは大丈夫という過信は、大きな後悔へとつながるかもしれません。

あとがきに代えて——スマホが手放せないあなたも危ない

誰もがネット依存への入り口に立っている

私どもは序章でも紹介した厚生労働省の研究班によるネット依存の調査結果を、本書を執筆中に発表し、新聞、テレビ、雑誌で「中高生のネット依存、推計52万人！」と大きく報じられました。

なかでも日本経済新聞の記事は、ネット依存の現状について端的にまとめられたものになっていました。

『ネット依存とされるのは、ネットの使いすぎで健康や暮らしに影響が出る状態。悪化すると食事を取らなくなり、栄養失調になることもある。ただ、現在は病気とは定まっていない。

調査は2011年10月～2012年3月、全国の中学校140校と高校124校の約14万人を対象に実施。約10万人から有効回答を得た。研究班によると、中高生のネット依存に関する全国規模の調査は初めて。

調査では「ネットに夢中になっていると感じるか」「使用をやめようとした時、落ち込みやイライラを感じるか」など8項目を質問。5項目以上に該当し、ネット依存が強く疑われる「病的な使用」と認定されたのは8・1％に上った。研究班はこの結果から、ネット依存の中高生が51万8000人と推計した。

（中略）

研究班は「ネットを使うことは若者の文化になっている。健康的な使い方ができるよう指導や教育をしていく必要がある」としている』（「日本経済新聞」2013年8月1日付）

この調査で私たちが使用したのは、キンバリー・ヤング博士が作った「診断質問票DQ（＝Diagnostic Questionnaire）」です。このテストは、同じヤング博士が作った質問票で、序章のインターネット依存度テストとは異なります。こちらのテストのほうが、よりネット依存の診断を重視した内容になっています。すなわち、ギャンブル依存（医学用語では病賭博《びょうとばく》）の診断ガイドラインをベースにしたもので、8項目の質問を行い、このうち5つにあてはまる人を依存状態にあると判定しました。

本書の締めくくりとして、あなたも8項目の質問に答えてみてください。調査では5項目以上に該当した状態を「病的な使用（ネット依存状態）」としましたが、3項目の該当でもネット依存への入口に近づいているのではないかと考えています。

1. インターネットに夢中になっていると感じているか？
2. 満足を得るためにネットを使う時間を長くしていかねばならないと感じているか？
3. ネット使用を制限したり、時間を減らしたり完全にやめようとして失敗したことがたびたびあったか？
4. ネットの使用時間を短くしたり完全にやめようとして、落ち着かなかったり不機嫌や落ち込み、イライラなどを感じるか？
5. 使い始めに意図したよりも長い時間オンラインの状態でいるか？
6. ネットのために大切な人間関係、学校のことや部活動のことを台無しにしたり、危うくするようなことがあったか？
7. ネットへの熱中のしすぎを隠すために、家族、先生やそのほかの人たちに嘘をついたことがあるか？

8．問題から逃げるため、または絶望的な気持ち、罪悪感、不安、落ち込みといったいやな気持ちから逃げるために、ネットを使うか？

電車の中や職場でも手離せない人は予備軍

結果はいかがでしたか？

ひとつ加えておきたいのは、これらの問いはパソコンを使ってのネット接続をイメージさせるものとなっていることです。ここにケータイやスマホでの利用を含めていくと、調査結果はより多くの「病的な使用」の数字へと結びついたことでしょう。

今のところ、ネット依存と聞くと部屋にこもってゲームに夢中になるイメージが強いかもしれません。しかし、電車の中や職場で絶えず携帯機器を操作している人も予備軍と考えていいでしょう。

常に誰かとつながっていたい。メールをチェックしないと落ち着かないという状態が強くなりすぎることで、ネットとの関わりが度を越してしまう。インターネット依存に加え、ネットワーク依存とでも呼ぶべき状態もまた、ネット依存だといえます。

とはいえ、こうした状態にあっても当の本人は、「人より少しネットにつながっている時間が長いだけ」という認識であることも少なくありません。

本書でも述べてきた通り、成人した大人が何時間インターネットを使おうと自由です。規制する法律もありません。しかし、必要以上に長い時間ネットを使うことで、さまざまな不利益が生じてくることになるのも事実です。

ゲーム利用代金のために起きた恐喝未遂事件

極端なケースですが、一例を挙げるとこんな事件報道もありました。

『兵庫県警相生署地域課の巡査部長が職務質問した女性から金を脅し取ろうとした事件で、被告が県警の調べに対し「携帯電話のゲームにはまり、利用代金支払いのためにやった」などと供述していることがわかった。県警は被告を懲戒免職処分とし、上司の同署地域課長ら2人を所属長注意にした。

発表によると、被告は2月から、アイテムを購入して遊ぶ携帯電話のオンラインゲームにのめり込み、総額約50万円をつぎ込んでいた。被告は「ゲームが唯一の楽しみだった」と話しているという。

被告は6月10日、同県たつの市で女性に職務質問。7月に「（職務質問の場面を）撮らせて頂いた。買い取りませんか」などと脅迫文を送ったとして、恐喝未遂容疑で逮捕された』（「読売新聞」2013年8月9日付）

他にもネットのつながりを介した事件がいくつも発生しました。なかでも、ネットが作り出すコミュニケーションと、その関わりとの難しさを感じさせたのは、広島で起きた未成年者による殺人事件です。

LINEでの口論から集団暴行、殺人にまで発展してしまうことの恐ろしさはもちろんですが、さまざまな経験を積んで世界を広げなければならない子どもたちが、オンラインの世界に閉じこもってしまうことの問題の大きさを改めて痛感しました。

SNSの広がりを見るにつけ、ネットでは「人から認められたい」「人とつながりたい」という心理がよりダイレクトに働くように思います。オンラインゲームでもグループ参加の戦闘系などのタイトルでは、長く続けるほど上達するという側面があり、仲間からの称賛や達成感や高揚感を得たいがために、ずるずると身を任せ、抜け出せなくなる例が少なくありません。

また、ＬＩＮＥ、チャットによる会話では、すぐ返信しないと仲間外れになると思い、画面から目を離せなくなってしまう人たちが数多くいます。

こうしたいくつもの問題に横たわっているのは、人との距離感の問題です。仕事や生活を大いに便利なものとしてくれたインターネットは、人と人、人と情報とをダイレクトにつなぎます。かつてはつながり合うことがなかった人々にまで、情報が行き交うことで、新たな光と影が生じているのです。

ネット依存を軽視している大人たち

影の中でも最も不安を覚えるのは、未成年者の今後です。

おそらく今も、多くの人たちはネット依存を大した問題ではないと思っているのではないでしょうか。しかし、それはとんでもない話です。子どもたちのネット依存は、なまやさしい問題ではありません。私は長年、アルコールや薬物に依存する大人たちの治療に携わってきましたが、ここに来る子どもたちのネットへの依存度は、アルコールや薬物への依存と変わらない重大なものばかりです。

さまざまな経験を積んで大人になっていく成長の時期に、ネット依存が長期間になればなるほど、回復させるのは困難になります。今、国内には、ネット依存の診断基準もなければ、実際に相談を受けたり、診療をしたりする機関もほとんどありません。本書の中で紹介した少年の母親は、どれだけ現実に引き戻そうとしてもネットの世界から戻らない我が子を前に、「親子で心中することも頭をよぎった」と話していました。子どもたちをネット依存にさせないよう、使い方についてのルール作りや教育をすることはもちろん、依存を早期に見つけ、相談や診療を行っていく体制作りを早急に進める必要があります。

ネット依存の問題は、まだまだ治療経験、臨床データの蓄積が足りません。今、まさにネットに溺れている子どもたち、大人たちが10年後、どんな影響を受けた生き方をしているのか、まったくわかりません。子ども時代のちょっとした気の迷い、一時的な熱狂であったと済まされる問題なのか。それとも人の成長に深刻な影響を及ぼすものなのか。研究はまだまだ始まったところです。

しかし、距離感を失ったネットへの熱狂の先に、深い暗闇があることは間違いないといえるでしょう。

独立行政法人 国立病院機構 久里浜医療センター
院長　樋口 進

PHP新書
PHP INTERFACE
http://www.php.co.jp/

樋口 進［ひぐち・すすむ］

独立行政法人国立病院機構久里浜医療センター院長。昭和54年東北大学医学部卒。米国立保健研究所留学、国立久里浜病院臨床研究部長、同病院副院長などを経て現在に至る。WHO研究・研修協力センター長、WHO専門家諮問委員、厚生労働省厚生科学審議委員、同省依存検討会座長、国際アルコール医学生物学会次期理事長、日本アルコール関連問題学会理事長、国際嗜癖医学会理事・2014年大会長、アジア・太平洋アルコール・嗜癖学会理事・事務局長等を務める。アルコール教育によく使われるエタノールパッチテストの考案者でもある。

ネット依存症

PHP新書 894

二〇一三年十二月二日　第一版第一刷

著者――樋口 進
発行者――小林成彦
発行所――株式会社PHP研究所
東京本部――〒102-8331 千代田区一番町21
新書出版部 ☎03-3239-6298（編集）
普及一部 ☎03-3239-6233（販売）
京都本部――〒601-8411 京都市南区西九条北ノ内町11
組版――有限会社エヴリ・シンク
装幀者――芦澤泰偉＋児崎雅淑
印刷所
製本所――図書印刷株式会社

ISBN978-4-569-81498-8

ＰＨＰ新書刊行にあたって

「繁栄を通じて平和と幸福を」(PEACE and HAPPINESS through PROSPERITY)の願いのもと、ＰＨＰ研究所が創設されて今年で五十周年を迎えます。その歩みは、日本人が先の戦争を乗り越え、並々ならぬ努力を続けて、今日の繁栄を築き上げてきた軌跡に重なります。

しかし、平和で豊かな生活を手にした現在、多くの日本人は、自分が何のために生きているのか、どのように生きていきたいのかを、見失いつつあるように思われます。そして、その間にも、日本国内や世界のみならず地球規模での大きな変化が日々生起し、解決すべき問題となって私たちのもとに押し寄せてきます。

このような時代に人生の確かな価値を見出し、生きる喜びに満ちあふれた社会を実現するために、いま何が求められているのでしょうか。それは、先達が培ってきた知恵を紡ぎ直すこと、その上で自分たち一人一人がおかれた現実と進むべき未来について丹念に考えていくこと以外にはありません。

その営みは、単なる知識に終わらない深い思索へ、そしてよく生きるための哲学への旅でもあります。弊所が創設五十周年を迎えましたのを機に、ＰＨＰ新書を創刊し、この新たな旅を読者と共に歩んでいきたいと思っています。多くの読者の共感と支援を心よりお願いいたします。

一九九六年十月

ＰＨＰ研究所

PHP新書

[経済・経営]